Wilfrid von Boch-Galhau

Parental Alienation und Parental Alienation Syndrome/Disorder

Wilfrid von Boch-Galhau

Parental Alienation und Parental Alienation Syndrome/Disorder

Eine ernst zu nehmende Form von psychischer Kindesmisshandlung

– mit Fallbeispielen –

VWB – Verlag für Wissenschaft und Bildung
2012

Diese Arbeit enthält eine aktualisierte Version von Material, das in Bäuerle & Moll-Strobel (Hg.) *„Eltern sägen ihr Kind entzwei", Trennungserfahrung und Entfremdung von einem Elternteil,* S. 37–64, Auer-Verlag, Donauwörth, 2001, in *Interdisziplinäre Fachzeitschrift Kindesmisshandlung und -vernachlässigung* der Deutschen Gesellschaft gegen Kindesmisshandlung und Vernachlässigung (DGgKV) 6 (1/2) 2003, 66–97, (www.dggkv.de) und in R. Gardner, *„Das elterliche Entfremdungssyndrom – Anregungen für gerichtliche Sorge- und Umgangsregelungen"*, VWB – Verlag Wissenschaft und Bildung, 3. Aufl., Berlin, 2010, veröffentlicht wurde. Die Arbeit enthält einen theoretischen Teil, der jeweils durch praktische Beispiele veranschaulicht wird: Briefe, Interviews unmittelbar Betroffener und ihrer Angehörigen aus der psychiatrischen Praxis, die Geschichte einer zwangsadoptierten Frau in der ehemaligen DDR mit Entfremdungshintergrund und einer Verfahrenspflegerin zur Entfremdungsproblematik.

Bibliografische Information der Deutschen Bibliothek

Die Deutsche Bibliothek verzeichnet diese Publikation in der Deutschen Nationalbibliografie; detaillierte bibliografische Daten sind im Internet über <http://dnb.ddb.de> abrufbar.

ISBN 978-3-86135-178-8

Verlag und Vertrieb:
VWB – Verlag für Wissenschaft und Bildung
Postfach 11 03 68 • 10833 Berlin
Tel. 030/251 04 15 • Fax 030/251 1136
www.vwb-verlag.com

WIDMUNG

Allen Scheidungskindern
und ihren Eltern und Großeltern,
die Opfer von Parental Alienation geworden sind.

Mögen sie nach Jahren des induzierten Hasses,
der Verbitterung und Ablehnung
den Weg wieder zueinander finden
und sich versöhnen.

*„Jede Wahrheit durchläuft drei Stufen:
erst erscheint sie lächerlich,
dann wird sie bekämpft,
schließlich ist sie selbstverständlich."*

ARTHUR SCHOPENHAUER
(1788–1860)

Danksagung

Meinen tief empfundenen Dank möchte ich denjenigen Opfern von Parental Alienation ausdrücken, durch deren Zeugnisse dieses Buch möglich geworden ist. An dieser Stelle müssen sie aus Gründen des Persönlichkeitsschutzes leider anonym bleiben – sei es als betroffene erwachsene Scheidungskinder, sei es als Mütter, Väter oder als Geschwister.

Sie haben über ihre Familienschicksale geschrieben oder diese in ausführlichen Interviews geschildert. Die Interviews fanden bei ihnen zuhause, an einem neutralen Ort oder in meiner Praxis statt. Für das Vertrauen, das das „Wiedereintauchen" in diese traumatischen Erlebnisse bedeutete, danke ich Ihnen allen. Die Motivation dazu war dem Wunsch geschuldet, dass Parental Alienation und Parental Alienation Syndrome/Disorder früher erkannt und als psychische Kindesmisshandlung anerkannt werde, dass das Bagatellisieren und Verleugnen endlich ein Ende hat.

Danken möchte ich auch der internationalen Arbeitsgruppe von Kolleginnen und Kollegen unter Leitung des amerikanischen forensischen Kinder- und Jugendpsychiaters Professor William Bernet: Ursula Kodjoe, Deutschland; Lena Hellblom-Sjögren, Schweden; Christian T. Dum, Deutschland; Olga Odinetz, Frankreich; Asuncion Tejedor Huerta, Spanien; Terje Torgerson, Norwegen; Nils Areskoug, Schweden; Paul Bensussan, Frankreich; Benoit van Dieren, Belgien und Anja Hannuniemi, Finnland und der internationalen Parental Alienation Study Group. Der regelmäßige Austausch in den letzten Jahren war bereichernd und ermutigend.

Walter Andritzky möchte ich für die Durchsicht des Manuskriptes und für seine wertvollen Beiträge zum vorliegenden Buch danken.

Susanne Gehring hat seit 13 Jahren unermütlich, feinfühlig und „mit Engelsgeduld" meine Arbeiten zu Parental Alienation und zum Parental Alienation Syndrome – und auch dieses Buch – zu Papier gebracht. Das werde ich nicht vergessen.

Amand Arglaster vom Verlag Wissenschaft und Bildung (VWB) in Berlin hat den Gedanken zur Publikation dieses Buches aufgegriffen und die verlegerische Umsetzung realisiert.

Ihnen allen sei herzlich gedankt.

Dr. med. WILFRID V. BOCH-GALHAU[1]

Inhalt

Vorbemerkung: Effi Briest[2]

Vor einiger Zeit lief in den Kinos in Deutschland ein Film mit dem Titel „Effi Briest“ nach dem berühmten Roman von THEODOR FONTANE.

„Effi Briest, die Protagonistin des Romans vertraut ihrer Mutter Folgendes an: ‚und dann, womit er mich am tiefsten verletzte, dass er mein eigen Kind in einer Art Abwehr gegen mich erzogen hat …‘

Nur einen Monat nach dieser Aussage stirbt Effi 26-jährig an der Schwindsucht. Sie hatte fast vier Jahre – verstoßen von ihrem Ehemann Baron von Instetten – abgeschnitten von ihrem einstigen Lebensumfeld und gänzlich ihrer inzwischen 10-jährigen Tochter Annie entfremdet, in Einsamkeit und ohne eigentlichen Lebenssinn verbracht.

Nur ein einziges Mal konnte sie in dieser Zeit durch die Vermittlung einer Ministersgattin eine persönliche Begegnung mit Annie in ihrer Wohnung arrangieren. Die Hoffnungen, welche Effi an dieses Wiedersehen geknüpft hatte, konnten sich nicht erfüllen. Annie war durch eine dreijährige Entfremdungskampagne seitens ihres Vaters nicht mehr in der Lage, unbefangen auf ihre Mutter zuzugehen. Nach dieser enttäuschend verlaufenen Begegnung, bei der Annie die kühle Höflichkeitsfloskel ‚O gewiss, wenn ich darf‘ stereotyp wiederholt, bricht Effi verzweifelt zusammen und resümiert: ‚und dann schickt er mir das Kind, weil er einer Ministerin nichts abgeschlagen kann, und ehe er das Kind schickt, richtet er's ab wie einen Papagei und bringt ihm die Phrase bei *wenn ich darf.*‘

Sie sieht Annie nie wieder. Baron von Instetten hatte den gesellschaftlichen Normen seiner Zeit entsprochen. Nachdem er von der längst vergangenen Affäre seiner Frau erfahren hatte, forderte er den ehemaligen Liebhaber zum Duell und erschoss ihn. Seine Frau verstieß er ohne Aussprache oder Erklärung am selben Tag und verfügte mit größter Selbstverständlichkeit die sofortige, und unwiderrufliche Trennung von Mutter und Tochter. Er ordnete an: ‚… Die Frau kommt nicht wieder. Sie werden von anderen erfahren warum nicht. Annie darf nichts wissen, wenigstens jetzt nicht. Das arme Kind. Sie müssen ihr allmählich beibringen, dass sie keine Mutter mehr hat.'

Damit hatte er den gesellschaftlichen Erwartungen vollauf Genüge getan. Über das weitere Schicksal Annies erfahren wir nichts. Von ihr verbleibt der Eindruck eines schemenhaften Kindertypus: ohne individuelle Wesenszüge, keinerlei selbstbestimmende Äußerungen, Gefühle oder gar Rechte – ihre Kinderseele bleibt unfassbar.

So also dürfen wir uns ein PAS-Schicksal unter den Gesellschaftsbedingungen des 19. Jahrhunderts vorstellen. Unter medizinhistorischen Aspekten kann man sich die Frage stellen, ob Annie je wegen gesundheitlicher Probleme, die mit PAS in Zusammenhang stehen, ärztlich behandelt worden wäre. Es ist anzunehmen, dass in Zeiten, die den Äußerungen der Kinderseelen noch wenig oder keine Beachtung im Sinne einer modernen Kinderpsychiatrie schenkte, Kinder zwar psychosomatisch erkrankt sein mögen, dies aber nicht auf seelisch-emotionale Ursachen zurückgeführt worden wäre."

1. Einführung zur induzierten Eltern-Kind-Entfremdung (PAS) und Hinweise auf einige internationale Literatur

In den letzten Jahren sehen wir in der psychiatrisch-psychotherapeutischen bzw. psychologischen Praxis vermehrt zwei Gruppen von Patienten:

- Erwachsene Scheidungskinder mit teilweise erheblichen psychischen und psychosomatischen Störungen. Als Hintergrund ihrer Konflikte finden sich Selbstwert-, Identitäts- und Beziehungsprobleme, die ursächlich auf den Verlust eines Elternteils nach Trennung/Scheidung im Kindes- und Jugendalter zurückzuführen sind.[3] Vereinzelt spielen auch andere Problemkonstellationen eine Rolle, bei denen Kinder von Ihren Eltern getrennt und entfremdet wurden (z. B. behördliche „Fehlinterventionen und Entfremdung“, „Entführung und Entfremdung“)[4a, b].
- Eltern – davon überwiegend allerdings Väter –, die meist nach Trennung/Scheidung den Kontakt zu ihrem Kind/ihren Kindern über Monate oder gar Jahre teilweise oder ganz verloren haben. Diese Betroffenen kommen in einer schweren psychischen, psychosomatischen oder suizidalen Krise, da der Kontakt- und Beziehungsabbruch zwischen Kindern und einem Elternteil nicht nur für die betroffenen Kinder, sondern auch für die Eltern traumatisch wirkt.[5] Mehrere Urteile des Europäischen Gerichtshofes für Menschenrechte z. B. im Fall Elsholz ./. Bundesrepublik Deutschland (13. Juli 2000 – 25725/94)[6], im Fall Sommerfeld ./. Bundesrepublik Deutschland (8. Juli 2003 – 31871/96)[7], im Fall Görgülü ./. Bundesrepublik Deutschland (26. Februar 2004 – 74969/01)[8] jüngst auch in den Fällen Plasse-Bauer ./. Frankreich (28. Februar 2006 – 21324/02)[9], Comet ./. Finnland (9. Mai 2006

– 18249/02)[10], Bianchi ./. Schweiz (22. Juni 2006 – 7548/04)[11], Koudelka ./. Tschechische Republik (20. Juli 2006 – 1633/05)[12], Zavrel ./. Tschechische Republik (18. Januar 2007 – 14044/05)[13] und Pawlik ./. Polen (19. Juni 2007 – 11638/02)[14] rückten diese Tatsache ins öffentliche Bewusstsein.

Das Phänomen Eltern-Kind-Entfremdung (Parental Alienation) wird seit mindestens 60 Jahren in der psychiatrischen Fachliteratur beschrieben,[15] aber erst in den 1980er und 1990er Jahren als solches benannt. Mindestens sechs Forscher oder Forscherteams identifizierten unabhängig voneinander Kinder aus Trennungs-/Scheidungsfamilien, die von einem Elternteil ohne rationalen Grund von ihren Eltern entfremdet waren: Wallerstein und Kelly (1976, 1980)[16, 17], Johnston (1993)[18] und Johnston & Roseby (1997)[19] sprechen von „Pathologischer Ausrichtung" („pathological alignment"), auch von „Umgangsverweigerung" („visitation refusal"). Gardner (1985)[20] führte den Begriff "Parental Alienation Syndrome" ein, den auch Kopetski (1998 a, b, 2006)[21, 22, 23]und Kopetski, Rand & Rand (2005, 2006)[24, 25] gebrauchten. Clawar & Rivlin (1991)[26] sprechen von "programmed and brainwashed children", Garrity & Baris (1994)[27] von „Eltern-Entfremdung" („Parental Alienation", ohne den Zusatz „Syndrom"); Kelly & Johnston (2001)[28] führten den Begriff das „Entfremdete Kind" ("The alienated child") ein und Warshak (2006)[29] spricht von „Pathologischer Entfremdung" ("pathological alienation"). Bernet (2008)[30] und Bernet *et al.* (2010)[31] verwenden die Begriffe "Parental Alienation Disorder" und „„„Parental Alienation".

In der Folge wurde das Phänomen „Eltern-Kind-Entfremdung" (Parental Alienation) bis heute von vielen Forschern und Praktikern weltweit beobachtet und beschrieben.[32]

Die internationale Fachliteratur weist inzwischen mehr als 600 wissenschaftlich relevante Publikationen aus mehr als 30 Ländern[33] zum Thema *Parental Alienation* und *Parental Alienation Syndrome* und angrenzende Themen auf.[34, 35, 36, 37]

Das „Parental Alienation Syndrome (PAS)" (Gardner 1985, 1992/1998) ist das inzwischen meist verbreitete Konzept. Es findet in den USA seit 1985 und in Europa seit Mitte der 90er Jahre in Wissenschaft und Praxis zunehmende Aufmerksamkeit und Anerkennung, teilweise aber auch Kritik. Ein wissenschaftlich umfassender Überblick über die Inhalte der Kontroversen findet sich in R.A. WARSHAK (2003 b): “Bringing Sense to Parental Alienation: A Look at the Disputes and the Evidence”[38], aktualisierte Fassung in DERS. (2006), “Social Science and Parental Alienation: Examining the Disputes and the Evidence”[39], deutsche Übersetzung in: R.A. WARSHAK (2005), „Eltern-Kind-Entfremdung und Sozialwissenschaften – Sachlichkeit statt Polemik“[40]. Die Kontroversen um PAS werden auch in einem Artikel des kanadischen Forschers H. VAN GIJSEGHEM (2005): «L’aliénation parentale: Les principales controverses»[41] und in neueren, sehr detaillierten Arbeiten der kanadischen Psychologin B. FIDLER & Kollegen (2008): “Challenging Issues in Child Custody Assessments: A Guide for Legal and Mental Health Professionals”[42] und B. FIDLER & N. BALA (2010a, b) “Guest editors‘ introduction to special issue on alienated children in divorce and separation: Emerging approaches for families and courts”[43] and “Children Resisting Postseparation Contact with a Parent: Concepts, Controversies, and Conundrums”[44] erörtert.

Das Standardwerk zu PAS ist das 1992 in 1. Auflage (2. Aufl. 1998a) erschienene Buch von RICHARD A. GARDNER, ehemals Professor für Kinderpsychiatrie und Psychoanalytiker an der Columbia Universität in New York: “The Parental Alienation Syndrome, a guide for mental health and legal professionals”[45]. Ein internationales Handbuch zu PAS (Herausgeber GARDNER, SAUBER & LORANDOS) mit Beiträgen von 32 Autoren aus acht Ländern ist im Juli 2006 erschienen.[46]

Erwähnenswert ist eine italienische Monographie von G. GULOTTA *et al.* (2008) an der Universität von Turin: “La Sindrome di Alienazione Parentale (PAS): Lavaggio del cervello e programmazione dei figli in danno dell’altro genitore”. [The Parental Alienation Syndrome (PAS): Brainwashing and Programming of Children to the Detriment of the Other Parent].[47]

Wichtige Forschungsergebnisse zu Langzeitwirkungen von PAS im Erwachsenenalter finden sich bei A.J.L. BAKER (2005a) “The Long-Term Effects of Parental Alienation on Adult Children: A Qualitative Research Study”[48] und (2007) “Adult Children of Parental Alienation Syndrome – Breaking the Ties that Bind”[49].

Auch in Spanien wurde ausführlich über PAS publiziert, z.B. von AGUILAR (2004, 2005, 2007)[50], TEJEDOR (2006a, b, 2007)[51], BOLAÑOS CARTUJO (2000, 2002, 2008, 2009)[52], GOMEZ (2008)[53], RAMIREZ (2004)[54], LUENGO BALLESTER & COCA VILA (2007, 2009)[55], ADOLFO JARNE ESPARCIA & MILA ARCH MARIN (2009)[56].

In Deutschland wurde zumindest registriert, dass der Koordinierungsrat Forensischer Psychologen des Generalrates des offiziellen Kollegs der Psychologen Spaniens (Coordinadora de Psicologia Juridica del Consejo General de Colegios Oficiales de Psicólogos de España) am 18.06.2008 eine bemerkenswerte Erklärung veröffentlichte, in der die Zweckmäßigkeit der Analyse von PAS bei der psychologischen Begutachtung in familienrechtlichen Verfahren und damit zusammenhängenden Bereichen breite Unterstützung findet. Danach betrachten Forscher und Psychologen PAS als kognitive, emotionelle und Verhaltensstörung eines Kindes, die wissenschaftlicher und professioneller Beachtung bedarf. Bei der Diagnose müsse jede Form von Missbrauch und Vernachlässigung in der Betreuung des Kindes vollständig ausgeschlossen sein. Der spanische Text "Consideraciones en torno a la Pertinencia del Síndrome de Alienación parental en la evaluación psicológica" findet sich im Internet (auf http://www.infocop.es/view_article.asp?id=1942&cat=9); weitere spanische Literatur und Informationen zu PAS in Spanien auch auf den Web-Seiten: www.jmaguilar.com; http://amnistia-infantil.org/sap.htm; www.separaciones-divorcios.com; www.asunte.blogspot.com.

Im Kommentar zum deutschen Bürgerlichen Gesetzbuch „*Palandt*"[57] wird der Begriff Parental Alienation Syndrom erwähnt. Auch im *Kommentar zum BGB von Staudingers*[58] und im *Handbuch des Fachanwalts Familienrecht*[59] wird die Diskussion um das Parental Alienation Syndrom dargestellt.

Das *Handbuch Kindesmisshandlung und Vernachlässigung* von G. DEEGENER & W. KÖRNER[60] erwähnt das Parental Alienation Syndrome als eine besondere Form von psychischer Gewalt gegen Kinder im Kontext von Sorge- und Umgangskonflikten.

In vielen Ländern sind Eltern-Kind-Entfremdung (Parental Alienation) und Parental Alienation Syndrome (PAS) inzwischen ein justitiabler Tatbestand. Sie fanden bisher in mehr als 90 Familiengerichtsurteilen in vielen Ländern, neben USA, Kanada, Australien, Argentinien u. a.,[61] – auch in Deutschland[62], Italien[63], Schweiz[64], Frankreich[65], Schweden[66] und Spanien[67] (um nur einige zu nennen) sowie beim Europäischen Gerichtshof für Menschenrechte in Straßburg[68] – Eingang in die familiengerichtliche Praxis.

Am 26. August 2010 wurde in Brasilien ein Gesetz zum Thema „Parental Alienation“ erlassen (LAW 12318), durch das elterliches Entfremdungsverhalten bei Trennung und Scheidung sanktioniert wird.[69]

Ein Film, “Victims of Another War—The Aftermath of Parental Alienation” (DVD, 30 min.), der die Problematik von Entführung und induzierter Entfremdung in eindrucksvoller Weise anhand von drei Fallbeispielen dokumentiert, ist über www.victimsofanother war.com zu beziehen.[70]

Im kanadischen Fernsehen wurde ein Bericht über Parental Alienation und Parental Alienation Syndrome ausgestrahlt, der in Online-Version verfügbar ist. “W5 investigates: Children on the frontlines of divorce” W5: Poisoned Minds, part one und W5: Poisoned Minds, part two.[71]

In diesem Film beschreibt u. a. Pamela Richardson ihren extrem tragischen Fall, in dem das durch den Vater entfremdete Kind sich schließlich mit 16 Jahren von einer Brücke in den Tod stürzte. (Sie hat darüber auch ein Buch geschrieben: Pamela Richardson (2006), “A kidnapped mind: A mother‘s heartbreaking memoir of parental alienation”. Toronto: Dundurm.)

2. Definition, Symptomatik und Entfremdungstechniken bei PAS

2.1 Definition

Gardner definiert *Parental Alienation Syndrome* wie folgt: „Das Syndrom der Elternentfremdung (Parental Alienation Syndrome)“ ist eine Störung des Kindesalters, die fast ausschließlich im Zusammenhang mit Sorgerechtsstreitigkeiten auftritt. Die Störung äußert sich hauptsächlich in einer Ablehnungshaltung des Kindes gegenüber einem Elternteil, die in keiner Weise nachvollziehbar ist. Diese Haltung entsteht aus dem Zusammenwirken von Indoktrinierung durch einen programmierenden (eine Gehirnwäsche betreibenden) Elternteil und dem eigenen Beitrag des Kindes zur Verunglimpfung des zum Feindbild gewordenen anderen Elternteils. Im Fall von echtem Kindesmissbrauch und/oder Vernachlässigung kann die Feindseligkeit des Kindes begründet sein; in diesem Fall darf das Parental Alienation Syndrome als Erklärung für die feindliche Haltung des Kindes nicht herangezogen werden.“[72, 73]

Das Konzept „Parental Alienation Syndrome“ wird also durch drei Elemente definiert:[74]

a. Ablehnung oder Verunglimpfung eines Elternteils, die das Ausmaß einer Kampagne erreichen, d. h. andauernd und nicht nur als gelegentliche Episode.
b. Die feindselige Ablehnungshaltung ist irrational, d. h. die Entfremdung ist nicht eine angemessene Reaktion auf das Verhalten des abgelehnten Elternteils und beruht nicht auf tatsächlich gemachten negativen Erfahrungen mit dem zurückgewiesenen Elternteil.

c. Sie ist Teilresultat des Einflusses des entfremdenden Elternteils [und/oder anderer wichtiger Bezugspersonen].

Wenn eines dieser drei Elemente fehlt, kann nicht von PAS gesprochen werden.

Im Gegensatz zum PAS-Konzept von GARDNER ziehen KELLY & JOHNSTON (2001) den Begriff *"The alienated child"* vor.[75] Sie fokussieren weniger auf einen „entfremdenden Elternteil", der das Kind durch spezifische Strategien manipuliert, sondern postulieren eine „Multifaktorielle Genese" und familiendynamische Zusammenhänge bei der Entstehung von Eltern-Kind-Entfremdung.

Der Begriff *"Alienated Child"* wird von ihnen definiert als ein Kind, das „frei und beharrlich irrationale negative Gefühle wie Ärger, Hass, Zurückweisung, Angst gegenüber einem Elternteil ausdrückt", wobei diese Gefühle „völlig unverhältnismäßig zur tatsächlichen Erfahrung sind, die das Kind mit diesem Elternteil gemacht hat". Diese Kinder sind „durch nicht-ambivalente Zurückweisung eines Elternteils ohne Schuldgefühle oder Konflikte gekennzeichnet"[76].

Obwohl die beiden Konzepte erhebliche Auseinandersetzungen zwischen GARDNER und KELLY & JOHNSTON hervorgerufen haben,[77] beschreiben diese Autoren doch offensichtlich die gleiche Gruppe von entfremdeten Kindern und weisen ähnliche Symptome bei ihnen nach.

Beide Formulierungen betrachten irrationale Entfremdung als pathologisch und befürworten die Durchsetzung des Kontaktes zwischen entfremdeten Kindern und ihren abgelehnten Elternteilen (Die Autorinnen des Modells „Entfremdetes Kind" befürworten Sorgerechtswechsel allerdings zurückhaltender als es GARDNER tut.). Beide sind für ihre Befürwortung gerichtlicher Zwangsmaßnahmen kritisiert worden. Es ist noch zu früh, um zu sagen, ob die Formulierung „Entfremdetes Kind" eine vergleichbare Fülle von Literatur hervorbringen wird wie „PAS".

2.2 Symptomatik

Beim *Parental Alienation Syndrome* (nach Gardner) – vor allem bei der mittelschweren (moderate) und schweren (severe) Form – lässt sich ein Komplex von acht Hauptsymptomen im Verhalten des Kindes identifizieren (bei der leichten – mild – Form sind ggf. nicht alle vorhanden). Diese können in Stärke und Ausprägung variieren, was für die Art der notwendigen rechtlichen und psychologischen Interventionen von Bedeutung ist:[78]

- *Unbegründete Zurückweisungs- und Verunglimpfungskampagne*

  Frühere, positive Erlebnisse mit dem abgelehnten Elternteil werden ausgeblendet, der abgelehnte Elternteil wird ohne Schuldgefühle abgewertet, als böse und gefährlich beschrieben, sozusagen zur „Unperson" gemacht. Die Kinder geraten bei ihren Schilderungen in innere Anspannung und können bei näherem Befragen meist nichts konkretisieren. Sie sagen dann oft: „Es ist so, ich weiß es."

- *Absurde Rationalisierungen*

  Die Kinder produzieren für ihre feindselige Haltung irrationale und absurde Rechtfertigungen, die in keinem realen Zusammenhang mit tatsächlichen Erfahrungen stehen. Alltägliche Ereignisse werden zur Begründung herangezogen. „Er hat oft so laut geredet" oder „Sie hat mich nicht warm genug angezogen", „Sie will immer, dass wir sagen, wozu wir Lust haben" u. Ä.

- *Fehlen von normaler Ambivalenz*

  Beziehungen zwischen Menschen sind immer ambivalent. An einem Menschen gefällt mir dieses, jenes aber nicht. Bei PAS-Kindern ist ein Elternteil nur gut, der andere nur böse. Dieses Phänomen nennen wir *Spaltung* des für die Identität eines Menschen so prägenden „Person-Schemas" bzw. „Inneren Bildes" von Vater und Mutter (Objektrepräsentanzen). Diese Spaltung ist für PAS typisch und sollte den Befragenden hellhörig machen. Als Abwehrmechanismus spielt sie bei der Borderline-Persönlichkeitsstörung, einer schweren psychischen Beeinträchtigung im Erwachsenenalter, eine charakteristische Rolle;[79] weshalb wir an dieser Stelle auf dieses Phänomen besonders hinweisen möchten.[80]

• *Reflexartige Parteinahme für den programmierenden Elternteil*

Bei Familienanhörungen wird reflexartig, ohne Zögern und ohne jeden Zweifel für den betreuenden Elternteil Partei ergriffen, oft noch bevor dieser überhaupt etwas gesagt hat. Auch hier können die Vorwürfe auf entsprechendes Nachfragen nicht konkretisiert werden.

• *Ausweitung der Ablehnung auf die gesamte Familie und das Umfeld des zurückgewiesenen Elternteils*

Großeltern, Freunde und Verwandte des nicht betreuenden Elternteils, zu denen das Kind bisher eine positive Beziehung unterhielt, werden ohne plausiblen Anlass ebenso feindselig abgelehnt, wie der andere Elternteil selbst. Die Begründungen dafür sind ähnlich absurd und verzerrt. Das Kind befindet sich dabei in einer tiefen inneren Spannung und Zerrissenheit.

• *Das Phänomen der „eigenen Meinung"*

In PAS-Familien wird der „eigene Wille" und die „eigene Meinung" vom betreuenden Elternteil besonders hervorgehoben. PAS-Kinder wissen schon mit drei oder vier Jahren, dass alles was sie sagen, „ihre eigene Meinung" ist. Die programmierenden Eltern zeigen sich besonders stolz darauf, wie unabhängig und mutig ihre Kinder sich trauen zu sagen, was sie denken. Oft werden die Kinder aufgefordert, auf jeden Fall „die Wahrheit" zu sagen. Die erwartete Antwort erfolgt verlässlich, denn kein Kind kann die Enttäuschung des betreuenden Elternteils riskieren, von dem es abhängig ist. Die Programmierung zeigt nun Folgen: Die Kinder haben verlernt, ihrer eigenen Wahrnehmung zu trauen und sie zu benennen. Die doppelten, widersprüchlichen Botschaften (double-bind messages), die sie erhalten, können sie nicht erkennen und nicht auflösen: „Geh mit deinem Vater/Mutter (verbal), aber wehe du gehst wirklich." (nonverbal).

• *Verleugnung von Schuldgefühlen über die Grausamkeit gegenüber dem entfremdeten Elternteil*

PAS-Kinder zeigen keine Schuldgefühle, sie unterstellen, der abgelehnte Elternteil sei gefühlskalt, leide nicht unter dem Kontaktverlust zu seinem Kind und es geschehe ihm nur recht, keinen Kontakt mehr zu haben. Gleichzeitig werden finanzielle Forderungen und Ansprüche ohne Skrupel angemeldet, die Kinder empfinden dies „als ihr gutes Recht“. Dankbarkeit zeigen sie nicht.

• *Übernahme „geborgter Szenarien“*

Es werden groteske Szenarien und Vorwürfe geschildert, die sie von den betreuenden Erwachsenen gehört und übernommen, aber nicht mit dem anderen Elternteil selbst erlebt und erfahren haben. Meist genügt die Nachfrage „Was meinst du damit?“, um festzustellen, dass das Kind gar nicht weiß, wovon es spricht.

Beispiele:

a) Brief eines schwer entfremdeten Kindes[81]

Klara hatte bei einem begleiteten Umgangstermin dem anwesenden Mediator einen Brief überreicht, in dem sie ihm mitteilte, dass sie ihren Vater nicht sehen wolle. Der Mediator nahm den Brief kommentarlos an.

Daraufhin erläuterte Klara von sich aus noch einmal diesen Brief mit folgenden Worten:

„Herr W., du hast doch meinen Brief gesehen? Den habe ich ganz allein geschrieben, da steht meine Meinung drauf. Ich will den A. nicht mehr sehen. Damit ist die Sache wohl zu Ende! Das hab ich nicht von meinen Eltern, das ist meine eigene Entscheidung, dass ich den A. nicht mehr sehen will! Ich hatte Angst, bevor ich den Brief geschrieben hab! Ich hab auch Angst vor dem A., weil ich kenn den ja gar nicht. Ich will mit ihm nichts zu tun haben. Die Mama und der Opa haben erzählt, dass A. Wasser und Strom laufen lassen hat und die Rechnung der Mama zugeschoben hat. Der hat uns aus unserem Haus verjagt. Der war im Gefängnis. Opa hat ihm viel Geld gegeben, das hat er nicht zurückgegeben. Ich vermute, dass der die Mama gar nicht richtig geliebt hat. An der Nase hat die Mama so was Rotes, da hat der A. sie sicher geschlagen, das war sicher Blut. Der hat ziemlich hohe Schulden gemacht, sagt der Opa. Der A. will mich meinen Eltern wegnehmen.“

An dieser Stelle fragte der Mediator nach: *„Wer sagt das?“* Klara: *„Das hat mir niemand gesagt, er versucht es.“*

Von den acht hauptsächlichen Manifestationen, die GARDNER als PAS-typisch beschreibt, erkennen wir hier mehrere wieder; neben der Verunglimpfung des Vaters vor allem das Phänomen des „eigenständigen Denkens“, die Übernahme geborgter Szenarien, absurde Rationalisierungen und fehlende Schuldgefühle.

b) Interview-Situation mit zwei schwer entfremdeten Kindern (11 und 13 Jahre) in einer Begutachtungssituation mit ihrer Mutter und dem Gutachter (gekürzt).

Nach einer hoch konflikthaften Diskussion zwischen Mutter und Schwiegermutter – und verstärkt dann zwei Jahre später, nachdem die Mutter sich von ihrem Mann getrennt und das gemeinsame Haus verlassen hatte –, waren der Kindesvater und die Großmutter väterlicherseits auf die Vorstellung fixiert, die Kindesmutter leide an einer Psychose. Sie konnten ihre Haltung bis heute nicht korrigieren, obwohl eine Psychose durch einen vom Gericht beauftragten und auch durch einen zweiten – von der Patientin privat konsultierten – Klinikpsychiater ausgeschlossen worden war und obwohl vom Gericht eine hohe Geldstrafe bei Zuwiderhandlung angedroht worden war. Der Kindesvater äußert sowohl gegenüber den Kindern als auch gegenüber Fachleuten wie Lehrern, Sozialarbeitern, Ärzten und einem Verfahrenspfleger, dass seine Frau an einer Psychose erkrankt sei.

Kind 1: *Mama, wenn ich dir in die Augen schaue, dann erfüllst du mich mit Mitleid, wie man eine so kranke, mit Medikamenten vollgestopfte Kuh noch frei in der Gegend rumlaufen lässt. Unser Staat ... es ist eine Bedrohung für jeden Menschen, aber ich kann es nicht ändern und ich will es ehrlich gesagt auch nicht ändern. Es ist deine Entscheidung! Wenn du früher oder später und so – wie es mir von mehreren Seiten geschildert wurde – mich zusammengeschlagen hast, bist Du eh nicht mehr meine Mama.*

Kind 1: *Ich habe letztens im Fernsehen eine Sendung gesehen und zwar hat da eine Verrückte einen Polizisten ver-*

schleppt und die Polizei musste sich in den verrückten Kopf da reinversetzen. Die haben gesagt, dass die Verrückten die Tatsachen so verschieben, dass alles eine logische Reihenfolge, einen logischen Konsens ergibt. Das ist für sie eine logische Welt.

Kind 1: *Und das habe ich über Jahre bei meiner Mutter erlebt und beobachten müssen, was mir sehr leid tut.*

Gutachter: *Willst Du damit sagen, dass deine Mama krank ist?*

Kind 1: *Was mir wirklich sehr leid tut. Aber mir wurde schon mehrmals von verschiedenen Seiten gesagt, ich kann meiner Mutter nie mehr den Rücken zukehren. Mein ganzes Leben lang nicht.*

Gutachter: *Weil sie krank ist, willst du sagen?*

Kind 1: *Ja!*

Gutachter: *Du sagst, deine Mama ist verrückt. Hast du denn den Eindruck, dass deine Mama krank ist?*

Mutter: *Ich glaube dir, dass dich sehr viele Personen bestärkt haben, dass die Mama verrückt ist.*

Kind 1: *Wenn das nicht so wäre, dann gehört sie einfach nur eingesperrt, dann gehört sie einfach nur hinter Schloss und Riegel, in Amerika wäre sie dafür auf den Elektrostuhl gesetzt worden.*

Kind 1: *Ich werde jetzt 14 und mein Bruder 12 und langsam können wir nicht mehr einer Gehirnwäsche unterzogen werden. Langsam geht das nicht mehr und langsam, finde ich, reicht es auch! Weil wir jetzt in ein Alter kommen, wo die Zusammenhänge immer deutlicher werden und wenn ich 18 bin, und es so weitergeht ...*

Kind 2: *Mit einer Verrückten kann man nicht reden!*

Mutter: *Aber einen Brief kann man ihr schreiben, ein paar Blumen malen, einfach mal zum Geburtstag gratulieren. Wie wäre denn das?*

Kind 1: *Man sollte eine Verrückte einfach mal in Ruhe lassen.*

Gutachter: *Ich muss dir jetzt etwas sagen: Ich habe selbst einmal in der Psychiatrie gearbeitet und auch mit den Verrückten kann man reden. Auch Verrückte sind Menschen.*

Kind 2: *Also so eine Verrückte gehört auf den Elektrostuhl!*

Gutachter: *Aber, das ist schon heftig, was du sagst!*
Kind 2: *Sie gehört auf den Elektrostuhl!*
Gutachter: *Was heißt denn das „sie gehört auf den Elektrostuhl"?*
Kind 2: *Sie soll für immer wegbleiben!*
Gutachter: *Dir ist es am liebsten, wenn sie tot wäre?*
Kind 2: *Ja!*
Gutachter: *Und das ist etwas, was mich sehr entsetzt.*

Die Kinder, die aufgrund ihres „eigenen Willens" beim Vater leben, sind schwer indoktriniert und entfremdet. In dem Interview ist zu erkennen, dass beide Kinder in pathologischer Weise reagieren, nachdem sie seit mehreren Jahren unter diesem Einfluss leben. Es ist beeindruckend, das bizarre Verhalten der beiden Kinder zu sehen. Es ist geprägt von Abwertung und aggressiver Zurückweisung ihrer Mutter. Sie nehmen keinen Blickkontakt auf, während sie ihr vorwerfen, unter massivem Medikamenteneinfluss zu stehen, sie gewalttätig misshandelt zu haben, sie mit „Telefonterror" („124 Anrufe am Abend") zu belästigen. Sie nennen ihre Mutter in fanatischer Weise „eine psychisch kranke Person", „eine mit Medikamenten vollgestopfte Kuh", „eine Bedrohung für jeden Menschen", die für immer verschwinden solle, durch „Tod auf dem Elektrostuhl".

Wenn man die Mutter und die Gerichtsakte kennt, wird klar, dass die beiden Kinder eine völlig unrealistische, verzerrte, geradezu wahnhafte, falsche Überzeugung verinnerlicht haben. Die Anschuldigungen entsprechen dem PAS-Symptom „geborgte Szenarien". Auch andere, von GARDNER als PAS-typisch beschriebene Symptome sind in diesem Interview deutlich zu erkennen: Verunglimpfungkampagne gegen die Kindesmutter, Phänomen des „eigenständigen Denkens", absurde Rationalisierungen, fehlende Ambivalenz und fehlende Schuldgefühle. Beide Kinder zeigen in emotionaler und kognitiver Hinsicht sowie in ihrem Verhalten eine tatsächliche „krankhafte Störung" als Konsequenz der seit mehreren Jahren anhaltenden suggestiven, realitätsverzerrenden Beeinflussung und Indoktrination im väterlichen Umfeld.

Die *Diagnose* und der *Schweregrad* des PAS werden anhand des kindlichen Verhaltens festgestellt und nicht aufgrund des Ausmaßes der Manipulation, der das Kind ausgesetzt ist. Eine sorgfältige Diagnostik[82] des gesamten Familiensystems und die Identifizierung der manipulierenden Person(en) sind unabdingbar. Auch die Rolle des sog. entfremdeten Elternteils und ggf. dessen Anteile am Entfremdungsprozess müssen abgeklärt werden, um Fehldiagnosen zu vermeiden.

PAS ist _nicht_ „Umgangsvereitelung" oder „jedwede Art von Kontaktverweigerung und/oder Entfremdung" eines Kindes gegenüber dem außerhalb lebenden Elternteil bei Trennung/Scheidung – wie manche Kritiker meinen[83] –, sondern eine psychiatrisch relevante kindliche Störung aufgrund einer psychischen Traumatisierung.[84] Sie betrifft die kognitive und emotionale Ebene und das Verhalten des Kindes. Im Unterschied zu anderen, z.B. psycho-dynamischen Erklärungsversuchen von kindlicher Kontaktverweigerung[85] liegt bei PAS regelmäßig eine massive Umgangsbehinderung/-vereitelung und/oder Manipulation/Indoktrination des Kindes vor. Die aktive Manipulation erfolgt – bewusst oder unbewusst – durch den betreuenden Elternteil und/oder andere Bezugspersonen *(nicht geschlechtsspezifisch!)*, von denen das Kind abhängig ist. Bei den manipulierenden Bezugspersonen lassen sich häufig psychische Auffälligkeiten identifizieren, z.B. schwere narzisstische und/oder Borderline-Persönlichkeitsstörungen[86], traumatische Kindheitserfahrungen[87], paranoide Verarbeitung der Scheidungskrise und/ oder Psychosen[88]. Einstellung und unprofessionelles Mitagieren von Scheidungsbegleitern (Ärzten, Psychologen, Juristen und Jugendamtsmitarbeitern) spielen im weiteren Verlauf von induzierten Entfremdungsprozessen eine Rolle.[89]

2.3 Wichtige Entfremdungstechniken

Entfremdungstechniken[90] bei der Induktion von PAS sind u.a. irrationale Abwertung, realitätsverzerrende Negativdarstellung des anderen Elternteils, Umgangsboykott, Kontaktunterbrechung, gezielte Fehlinformationen, suggestive Beeinflussung und/oder Vermittlung von verwirrenden Doppelbotschaften. Bisweilen wird direkte psychische (z.B. Androhung von Liebesentzug und/oder Suizid) und körperliche Gewalt (z.B. Schläge, Einsperren) gegen die Kinder eingesetzt.[91] Der ohnehin bestehende Loyalitätskonflikt des Kindes wird verschärft.[92] Angst, Abhängigkeit, Unterwerfung, „Gefügigmachen" des Kindes und seine Identifikation mit dem Entfremder spielen bei der Entstehung der Symptomatik eine wichtige Rolle.[93] Eine verwandte Psychodynamik findet sich beim Stockholm-Syndrom bei Geiselnahmen[94] oder auch bei Sektensystemen[95]. Manche Fälle von PAS der schweren Form zeigen in ihrer Dynamik Gemeinsamkeiten mit dem „Münchhausen-by-Proxy-Syndrom", einer kindlichen Störung, bei der Eltern an ihren Kindern Krankheitssymptome vortäuschen, künstlich erzeugen/induzieren oder aggravieren.[96] Die Kinder sind auf Hilfe von außen angewiesen.

3. Psychiatrische und psychosomatische Folgen der PAS-Induktion für betroffene erwachsene Scheidungskinder

Die Erzeugung von PAS wird von verschiedenen internationalen Autoren als psychische(r) bzw. narzisstische(r) Kindesmissbrauch/-misshandlung angesehen und weitere Forschung dazu in diesem Kontext angeregt[97]. PAS fällt damit in den Bereich der Psychotraumatologie.[98]

Rechtlich gesehen ist sie als psychische Kindeswohlgefährdung durch missbräuchliche Ausübung der elterlichen Sorge unter Ausnutzung des Abhängigkeitsverhältnisses des Kindes einzuordnen.[99] Das wird von einigen Kritikern des PAS-Konzeptes verharmlost bzw. geleugnet und das Problem auf den „Elternkonflikt" und/oder auf den „Loyalitätskonflikt" des Kindes bei Trennung und Scheidung reduziert.[100, 101] Einige dieser Autoren kritisieren den Begriff „Parental Alienation Syndrome (PAS)"; beschrieben werden von ihnen jedoch verschiedenste Entfremdungstatbestände, die mit dem von Gardner definierten „Elterlichen Entfremdungssyndrom/PAS" wenig zu tun haben.[102]

Bei PAS-Fällen der schweren Form kommt es oft zum langfristigen, nicht selten auch zum endgültigen Beziehungs- und Kontaktabbruch zwischen Kind und Elternteil, manchmal auch zwischen Geschwistern – mit den damit verbundenen pathologischen Folgen.[103]

Die psychische Traumatisierung des PAS-Kindes, des hinterbliebenen Elternteils und anderer naher Verwandter (z. B. Großeltern) wird selten angemessen berücksichtigt.[104] Derart traumatisierte Menschen finden sich später häufig mit erheblichen psychischen, psychosomatischen und psychiatrischen Problemen in nervenärztlichen und/ oder psychotherapeutischen Fachpraxen und Kliniken wieder.[105, 106]

Ein Beispiel aus dem Brief eines Arztes an den Autor mag dies verdeutlichen:

E. kam von einem Besuch bei Ihnen zurück und drückte mir wortlos ein Kuvert mit einem Stapel Literatur in die Hand. Damals hatte ich den Kopf nicht frei, war dann verreist, so dass ich erst vor einigen Tagen zum Lesen kam. Ein ums andere Mal rieb ich mir die Augen, glaubte zu träumen, weil ich reichlich Parallelen und Gemeinsamkeiten mit meinem eigenen Familienschicksal entdeckte ...

PAS sagte mir ehrlich gesagt nichts.

Soweit ich beurteilen kann, lag eine Sonderform insofern vor, als meine damalige Frau und ich – wohl innerlich –, nicht nach außen hin – getrennt waren, die Ehe über Jahrzehnte nur mehr auf dem Papier stand.

Sie beanspruchte u. a. exklusiv von Geburt an alles für sich, was auch nur irgendwie die Kinder tangierte. Meine Vorhaltungen, dass Kinder auch einen Vater brauchen, verhallten resonanzlos. Sie wurden instrumentalisiert zum mütterlichen Ego und insgeheim gegen mich aufgebracht, sodass ich im Grunde – zum Geldesel und nützlichen Idioten degradiert – jeglichen echten Kontakt verlor und meine Hoffnung, eines Tages in ihnen wackere Bundesgenossen zu haben, sich nicht erfüllte. Spät, zu spät, wurde mir bewusst, dass ihre Mutter offene Rechnungen mit ihrem Vater hatte und ich dessen Stellvertreter war. ...

Das Ergebnis ist verheerend: Der jüngste, bald 38-jährige Sohn, schaffte mit Mühe und Not gerade noch seinen Uni-Abschluss als Betriebswirt, um dann Jahre in Psychiatrien zu verbringen. ... Voller Minderwertigkeitskomplexe und Skrupel bezieht er heute eine EU-Rente, bekommt den Alltag nicht geregelt. Selbst Gutmeinende stößt er regelmäßig so vor den Kopf, dass er als beziehungsunfähig bezeichnet werden muss. ... Eigentlich eine suizidpostulierende Situation – den glückerweise seine generelle Entschlussunfähigkeit vereitelt.

Mit PAS ist das Bedingungsgefüge erklärt, mit Stockholm-Syndrom, die mir bislang unverständliche, weil irrationale Allianz Kin-

der/Mutter – es bleibt das dringend zu lösende Problem des gänzlich fehlenden Selbstwertgefühls des Jüngsten. Wüssten Sie einen kompetenten Kollegen in H., wo der Jüngste lebt?

Die Induktion von PAS führt zu einer Verwirrung des Kindes in der Selbst- und Fremdwahrnehmung und zu einer tiefen Selbstentfremdung. Das PAS-Kind verlernt, den eigenen Gefühlen und der eigenen Wahrnehmung zu trauen. In seiner Abhängigkeit ist es auf das Wohlwollen des programmierenden und fremdbestimmenden Elternteils angewiesen. Es verliert das Gefühl für die Realität und für seine eigene Kontur. Die eigene Identität wird verunsichert, verwaschen und brüchig. Negative Selbsteinschätzung oder grandiose Selbstüberschätzung, Selbstwertmangel und tiefe Unsicherheit sind die Folgen.[107]

Unter dem durch das entfremdende Verhalten verstärkten Anpassungs- und Loyalitätsdruck lernt das Kind, sich den Erwartungen anderer anzupassen; Individualität und Autonomie können sich nicht ausreichend entwickeln. Dadurch können Persönlichkeitsstörungen mit dem Phänomen „falsches Selbst“[108] entstehen. Dieses finden wir z.B. bei Essstörungen, Süchten, posttraumatischen Belastungsstörungen und anderen psychischen und psychosomatischen Krankheiten.[109] „Wer bin ich?“, „Was denke ich?“, „Was fühle ich wirklich?“ – das bleibt für die Betroffenen oft lebenslang eine quälende Frage und Unsicherheit.

Das Selbst und der Kern des betroffenen Kindes, insbesondere Teile des biografischen Selbst und der Herkunft, werden durch die fremdbestimmte, aktive Zurückweisung, Negierung und realitätsverzerrte Negativbesetzung eines ursprünglich geliebten Elternteils tiefer beschädigt, als durch den Verlust an sich (wie z.B. beim Todesfall). Beides – massive Schuldgefühle und der Elternanteil an der eigenen Person – müssen verdrängt bzw. abgespalten, d.h. bildlich gesprochen „amputiert“ werden. Die Ablösung sowohl vom idealisierten, betreuenden Elternteil, als auch vom abgewerteten zweiten Elternteil in der Pubertät wird dadurch erschwert bis unmöglich gemacht. Es fehlt eine stabile Verwurzelung im familiären Herkunftssystem des abgespaltenen Elternteils. Daraus können sich weitere langfristige Entwicklungs- und Beziehungsprobleme ergeben, die zum Teil transgenerational weitergegeben werden.[110]

Ungelöste pathologische Symbiose-Komplexe, wie sie bei PAS vorliegen, sind der Kern der sog. „Ich-Krankheiten", deren Spektrum von psychiatrischen Krankheiten über Borderline-Syndrom, Persönlichkeitsstörungen, Depressionen, Angsterkrankungen, sexuellen Störungen und Deviationen bis hin zu Sucht- und psychosomatischen Erkrankungen reichen kann. In weniger gravierenden Fällen sind die offensichtlichen Folgen eher unauffällig, sie bedeuten dennoch eine erhebliche Beeinträchtigung der Lebensqualität der Betroffenen.[111]

Im Bindungs- und Beziehungsverhalten erlernt das PAS-Kind Muster zwischen den Extremen von Unterwerfung und Herrschaft. Da es seine Erfahrung ist, dass sowohl Liebe als auch Bindung zum Zweck der Kontrolle und Manipulation missbraucht werden können, wird später Intimität und Nähe nur schwer zugelassen, aus Angst vor erneuter identitätsvernichtender Vereinnahmung. Schwierigkeiten bei der Gestaltung angemessener Nähe und Distanz in Beziehungen sind die Folgen.[112]

Im Allgemeinen sind Erhalt bzw. Wiederherstellung gewachsener Beziehungen zu Vater und Mutter ein zentraler Aspekt des „Kindeswohls" und die sog. „Bindungstoleranz" ein wesentliches Kriterium für die Einschätzung elterlicher Erziehungsfähigkeit und für die Zuordnung des Sorgerechtes.

Beispiel eines erwachsenen PAS-Opfers: Zuschrift von Véronique (41 Jahre): Sie wurde als Kind entfremdet und ist inzwischen erwachsen.[113, 114]

„Nach der Fernsehsendung «Les Maternelles» an diesem Montag habe ich das Bedürfnis, Ihnen von meiner Erfahrung als entfremdetes Kind zu berichten. Ich wünschte mir, dass das entfremdende Eltern zum Nachdenken bringen und Eltern, die Opfer der Entfremdung ihres Kindes geworden sind, motivieren könnte, nicht die Hände in den Schoß zu legen. Meine Eltern haben sich geschieden, als ich knapp drei Jahre alt war. Ich wurde von meiner entfremdenden Mutter aufgezogen. Während 27 Jahren versuchte meine Mutter mich dazu zu bringen, meinen Vater zu verabscheuen und ihn

abzulehnen. Ich weiß, dass sie unter dieser Scheidung sehr gelitten hat. Als sie wieder heiratete, hatte sie sogar vor, mich den Namen ihres neuen Partners tragen zu lassen (der genauso unausgeglichen war wie sie selbst!!!).

Mein Vater war sehr häufig abwesend und ich sah ihn lediglich ein Wochenende alle drei oder vier Jahre. Jedes Mal wertete meine Mutter mit aller Macht alles ab, was ich mit ihm unternahm oder was er mir kaufte. Das war extrem schmerzhaft und machte mir Schuldgefühle. Das Resultat: Ich fürchtete jeden seiner Besuche und hatte sehr viel Angst vor ihm. Ich verbot mir jede Frage über meinen väterlichen Ursprung und über jeglichen Anteil von mir, der ihn widerspiegeln könnte, weil das eine schlechte Seite war und weil das meiner Mutter weh tat.

Das war ein Tabuthema. Also habe ich diese Gewalt gegen mich selbst gerichtet. Während der Adoleszenz geriet ich in eine Spirale von Depression und vor allem von Bulimie. Mit etwa 25 Jahren begann ich eine Psychotherapie wegen sehr akuter Selbstmordgedanken. Mit 30 Jahren habe ich mich schließlich entschieden, fortzugehen, um in der Nähe meines Vaters und seiner Familie zu leben und vor allem auf Abstand zu meiner Mutter zu gehen.

Ich habe so viele Jahre damit verloren, auf ihn böse zu sein, zu begreifen, warum ich mich so schlecht fühlte, zu versuchen, seine Meinung zu ändern und damit, danach zu suchen, wer ich selbst eigentlich war. Ich habe auch versucht, die Vater-Tochter-Bindung aufzubauen, die mir so sehr gefehlt hatte.

Ich habe jetzt darüber getrauert, dass sich die verlorene Zeit nicht zurückholen lässt. Gerade erst habe ich damit begonnen, mir selbst zu vertrauen, anzunehmen, dass ich mich als Frau aufbauen kann und damit, Mutter zu werden. Ich hatte solche Angst, meinerseits Unheil anzurichten. Heute bin ich 41 Jahre alt und werde in den nächsten Tagen eine kleine Tochter gebären. Ich sterbe buchstäblich vor Angst, aber ich gehe wenigstens nach vorne. Meine Mutter hält immer noch den Hass gegen meinen Vater und seine Partnerin aufrecht. In dieser Geschichte hat mein Vater seinen Weg fortgesetzt, meine Mutter den ihren.

Sie haben sicherlich gelitten, aber sie haben eine Wahl getroffen. Ich hatte diese Wahl nicht, jedoch hat es mir den wichtigsten Teil meines Lebens verdorben. Ich hoffe, meine Tochter hat nicht die Folgen davon zu tragen. Kurz vor diesem großen Glück, kann ich mir von meiner Seite aus keinesfalls vorstellen, an einem Familientreffen (Hochzeit, Taufe ...) teilzunehmen – außer vielleicht an meiner Beerdigung, falls ich vor ihnen sterben sollte!"

Der psychische bzw. narzisstische Missbrauch ist schwer zu identifizieren, weil er nicht mit einer Schädigungsabsicht, sondern häufig „im Gewand der Liebe" in Erscheinung tritt. Mit seinen fatalen und langfristigen psycho-pathologischen Auswirkungen ist er aber – wie andere Formen des Missbrauchs auch – keinesfalls zu tolerieren. Die Kinder müssen davor geschützt werden.[115]

Analog zur Frage der Strafmündigkeit ist bei der Einschätzung des angeblichen Kindeswillens zu berücksichtigen, ob vom Entwicklungsstand her überhaupt von einer freien Willensentscheidung auszugehen ist und/oder ob der scheinbar „autonome Kindeswille" nicht auf Manipulationen zurückgeht (Phänomen der „eigenen Meinung" als Symptom bei PAS). Vor dem Hintergrund der Forschung über Gedächtnis und Suggestibilität von Kindern durch Einflüsse Erwachsener, durch soziale Einflüsse und durch Zwangseinflüsse erhält die Frage von geäußertem Kindeswillen und von kindlicher Erinnerung im Zusammenhang mit der Abklärung von PAS, insbesondere von PAS und Vorwürfen des sexuellen Kindesmissbrauchs bei Trennungs- und Scheidungskonflikten eine besondere Bedeutung. Um schwerwiegende Fehlentscheidungen[116] für Kinder und Eltern im Zusammenhang mit Umgangs- und Sorgerechtsbeschlüssen zu vermeiden ist differentialdiagnostisch in letzterem Fall sehr sorgfältig zu unterscheiden zwischen a) realem sexuellem Missbrauch b) „Missbrauch des Missbrauchs" als Strategie oder Pathologie (z. B. Projektion von sexuellen Phantasien nach traumatischen Missbrauchserlebnissen als Kind auf den späteren Partner; paranoide Verarbeitung von Trennung und Scheidung; Psychosen) und c) Unzutreffenden sexuellen Missbrauchsvorwürfen bei Parental Alienation Syndrome.[117]

Uns liegen zurzeit mehrere Fälle folgenschwerer institutioneller Fehlentscheidungen und daraus abzuleitender kindlicher Fehlentwicklungen/Erkrankungen vor, bei denen sich die Frage ärztlicher, psychologischer und juristischer „Kunstfehler“ und daraus resultierender Haftungs- und Schadensersatzfragen im Rahmen umgangs- und sorgerechtlicher Entscheidungen stellt.[118]

Beispiel: Gekürzter Auszug aus einem Interview mit einer 16-jährigen Jugendlichen, die als 8-Jährige entfremdet und für zwei Jahre von Ihrer Familie getrennt wurde. *Bei diesem Fall handelt es sich um ein „institutionsinduziertes“ PAS außerhalb einer Trennungs-/ Scheidungssituation.*

Durch unbegründete Missbrauchsvorwürfe wurde ein damals 8 Jahre altes Mädchen über zwei Jahre lang auf Initiative der psychisch kranken Nachbarin der Familie von ihren Eltern getrennt und bei einer Pflegefamilie untergebracht. Kinderschutzzentrum, Jugendamt, psychologischer Erstgutachter und Richter hielten die Aussagen des Kindes, die durch wiederholte, intensive suggestive Befragungen und Manipulationen durch die Nachbarin hervorgerufen worden waren, für bare Münze. Das Sorgerecht wurde den Eltern entzogen, der Kindesmutter wurde per richterlichem Beschluss nur ein sehr begrenzter (einmal wöchentlich), überwachter Umgang mit ihrer Tochter gestattet. Der Vater hatte keinen Umgang. Auf Initiative der mittlerweile verzweifelten Eltern stellte – unter hohem Kostenaufwand – ein Detektiv innerhalb kürzester Zeit fest, dass die Nachbarin als Kind selbst sexuell missbraucht worden war und ihre frühen traumatischen Erlebnisse auf den Vater des Mädchens projiziert hatte. Eine aussagepsychologisch erfahrene zweite Gerichtsgutachterin deckte die verhängnisvolle Verkettung der institutionellen Fehldiagnosen und -interventionen auf. Sie bewirkte die stationäre Einweisung in eine kinder- und jugendpsychiatrische Klinik. Im Rahmen der dort eingeleiteten multimodalen Psychotherapie -– auch unter Einbezug der Pflegefamilie – gelang es, dass das über einen Zeitraum von zwei Jahren institutionell fehlprogrammierte Kind innerhalb von etwa vier Wochen in seine Familie zurückgeführt werden konnte.

In einem abschließenden, von den betroffenen Eltern angestrengten Zivilprozess gegen den psychologischen Erstgutachter wurde den Eltern vom Gericht ein hoher Schadenersatz- und Schmerzensgeldbetrag wegen grober Fahrlässigkeit im psychologischen Erstgutachten zugesprochen.

T.:	*Mir hat der Richter erklärt, jetzt wird erst einmal ein Gutachten erstellt. Das sei ein guter Mann, den kenne er. Der kriege immer das raus, was er wolle, er finde immer das Richtige raus.*
T.:	*Deshalb habe ich ja auch immer „Ja" gesagt. Sie haben schon immer so gefragt, dass man genau wusste, was sie hören wollten. Deshalb sind auch die vielen verschiedenen Aussagen zustande gekommen. Ich konnte ja nichts erzählen, es war ja nichts da. Ich habe immer nur das bestätigt, was sie gesagt haben.*
T.:	*So wie ein Lehrer in der Schule, der einem die Frage schon so stellt, dass die Antwort schon in der Fragestellung enthalten ist. Damit sie dann glücklich waren, habe ich dann auch so geantwortet.*
v. Boch-G.:	*Was hast Du über Deine Eltern gedacht?*
T.:	*Die waren irgendwie ausgeschaltet. Wenn das Jugendamt erzählte, dass ich nicht wieder zurückkomme zu meinem Papa und dass das gar nicht gehe, bis zu der Bemerkung, dass meine Eltern tot sind. Da ist mir ziemlich viel Müll erzählt worden von der Pflegefamilie, von Verfahrenspflegern usw. Sehr viele Personen und viele Meinungen gab's dazu. Sehr verwirrend, ich wusste dann nur noch: ich bin in dieser Pflegefamilie, bis ich dann endlich wieder einmal meine Mama gesehen habe. Da wusste ich: Die Eltern sind schon noch da, die haben mich noch lieb.*
v. Boch-G.:	*Kam das bei Dir eigentlich an, dass Deine Eltern sehr gekämpft haben?*
T.:	*Nein, ich habe überhaupt nicht gemerkt, dass sie um mich kämpfen. Es ist mir erst dann klar geworden, als mir die Pflegefamilie erzählt hat, dass meine Eltern dabei sind, ihren Ruf zu verlieren. Es wurde also nicht positiv formuliert, sondern anders herum.*
v. Boch-G.:	*Ist das heute für Dich wichtig, zu wissen, dass Deine Eltern um Dich gekämpft haben?*
T.:	*Ja doch! Denn ich weiß, dass ich ihnen wichtig bin und dass sie auch bereit waren, ihre Existenz aufzugeben,*

	das stärkt mich heute noch innerlich sehr. Sie schwammen gegen den kompletten Rest der anderen Beteiligten.
v. Boch-G.:	*In welcher Weise hat der Gutachter Dich dann befragt?*
T.:	*So wie die anderen auch. Da habe ich wieder alles erzählt, so wie ich es bei den anderen auch erzählt hatte, vielleicht mal etwas dazwischengedichtet, etwas phantasievoll gemacht.*
v. Boch-G.:	*Wurde es dann für Dich so ein kleiner Sport?*
T.:	*Es war halt immer genau diese Geschichte, die jeder hören wollte, die jeder toll fand und die habe ich halt immer ausgebaut und dann hatte ich meine Ruhe.*
v. Boch-G.:	*Wie schätzt Du das im Nachhinein ein, dass Du in der kindpsychiatrischen Klinik durch den Therapeuten im stationären Rahmen mit Deinen Eltern zusammengeführt worden bis. Denkst Du, dass das auch sanfter gegangen wäre?*
T.:	*Es wäre halt einfacher gewesen, wenn die Pflegefamilie nicht so geklammert hätte. Ansonsten – das war schon gut, dass ich dann erst einmal keinen Kontakt zu den Pflegeeltern hatte.*
v. Boch-G.:	*Wie erklärst Du, dass Du zunehmend geglaubt hast, was Dir eingeredet worden ist?*
T.:	*Meine einzige Chance war ja, mich möglichst gut in der Pflegefamilie zu halten, da musste ich natürlich schauen, dass meine Pflegeeltern mich akzeptieren. Da habe ich mich angepasst. Heute würde ich das nicht mehr machen, aber als Kind habe ich halt irgendwie geschaut, dass ich akzeptiert werde. Da habe ich mich bemüht, das zu erzählen, was die hören wollen, damit sie mir überhaupt zuhören.*
v. Boch-G.:	*Die Rückführung wurde ja stationär in der Klinik durchgeführt. Was war das Problem, dass das ambulant nicht ging.*
T.:	*Ambulant, dann war ich immer kurz bei der „Rückführungstherapie", habe dort immer irgendwelche Spiel-*

chen gemacht, dann kam ich zurück zu den Pflegeeltern und die sagten „Gell, Du willst ja nicht zurück zu deinen Eltern."

T.: *Ich bin nie gefragt worden „Findest Du Deine Pflegeeltern nett?" oder sonst etwas Persönliches. Dann hätte ich ja antworten können, ob mir etwas passt oder nicht. Ich konnte mich nicht auf mich selbst konzentrieren, immer war jemand da. Ich hätte erst einmal mit mir selbst klar kommen müssen, dann wäre mir selbst klar geworden, was ich da die ganze Zeit erzähle. Dann hätten die auch eher gemerkt, dass an den Vorwürfen gar nichts dran war. In der Pflegefamilie war noch ein Junge, der hat mich gefragt, wieso ich hier sei. Dem habe ich gesagt, „Ich will nicht zu meinen Eltern zurück" und als ich ihn später getroffen habe, sagte ich ihm, dass ich wieder zu meinen Eltern gehe. Da habe ich das so ganz krass erst einmal gemerkt, dass da etwas nicht stimmt. Ich habe mich dann natürlich erst einmal gefreut, dass ich wieder heim kann. Dann ist mir erst klar geworden, dass ich zwei Jahre lang überhaupt nicht bei meinen Eltern war. Das war ein komplett anderes Leben in der Pflegefamilie: ein paar Kilometer weg, ein komplett anderer Lebensstil, es waren nicht meine Eltern, ich war ja nur als Pflegekind da. Das ist eine ziemliche Umstellung.*

v. Boch-G.: *Wie siehst Du es aus Deiner Erfahrung, wenn man sagt, „Man kann das Kind nicht zwingen, wenn das Kind nicht will"?*

T.: *Ich finde, nicht nur bei Kindern, sondern auch bei Erwachsenen, muss man einfach manche zwingen. Man hat mir praktisch klar gemacht, was ich insgeheim selbst wusste. Es ist ja nur das erklärt worden, warum es besser ist. Mir ist gezeigt worden, dass ich selber weiß, dass es so besser ist.*

T.: *Eigentlich hatte die Ärztin einen Termin mit den Pflegeeltern und morgens kam sie aber und sagte „Um soundso viel Uhr treffen wir uns im Zimmer XX mit deinen Eltern!" „Nee, mache ich nicht!" „Doch, machst Du!"*

Ich habe mich erst dagegen gewehrt und dann haben wir es einfach gemacht, denn ich hatte ja eine eingebildete Angst vor meinem Vater. Z. B. war einmal Besuchstermin und ich dachte, er steht vor der Tür. War er gar nicht. Aber ich dachte, er steht dort, das haben mir meine Pflegeeltern gesagt. Ich habe drin gesessen und wollte nicht rausgehen, ich habe geheult und gezittert und dann hat irgendwann die Ärztin gesagt, „Du siehst ihn jetzt!“

v. Boch-G.: *Also quasi die Realität hergestellt.*

T.: *Ja und alle anderen haben immer wieder gesagt: „Nein, wenn Du ihn nicht sehen willst, musst Du ihn nicht sehen.“ Also bin ich richtig gezwungen worden, aber im Nachhinein war es dann sehr viel besser. Das war wie ein anderes Leben für mich. Ich wusste wieder, dass ich die Tochter meiner Eltern und dass ich wieder ich selbst war.*

4. Beziehungsdynamik und psychodynamische Hintergründe bei PAS im Rahmen von Trennung und Scheidung

4.1 Bei den programmierenden Eltern

Wie jede Lebenskrise, so rührt auch die Scheidung unbewältigte Gefühle (Angst, Wut, Trauer, Bedrohung) und Themen aus der eigenen Biografie des Betroffenen (z. B. traumatische Kindheitserlebnisse) auf. Durch die Schmerzen der Trennungserlebnisse werden diese alten Gefühle mobilisiert und addieren sich zu den aktuellen Gefühlen. Das erklärt die Intensität und manchmal Irrationalität des emotionalen Erlebens und Verhaltens eines oder beider Partner. Alte Verletzungen, die mit dem eigentlichen Partner wenig zu tun haben, werden auf diesen projiziert und die aktuellen Probleme an ihm/ihr festgemacht.[119]

Bei programmierenden Eltern ist eine konstruktive Verarbeitung der schmerzlichen Trennungserfahrung, der Trauer, der Verlust- und Verlassenheitsängste, der enttäuschten Hoffnungen und unerfüllten Erwartungen nicht ausreichend gelungen. Die neuen Chancen für das eigene Leben durch die veränderte Situation können nicht angemessen gesehen und konstruktiv angegangen werden im Sinne einer Neuorganisation der Familienbeziehungen. Der Ex-Partner/die Ex-Partnerin bleibt der „Böse“, der an allem Unglück schuld ist. Eigene Anteile können kaum gesehen werden.

Eltern, die ihre Kinder gegen den anderen instrumentalisieren, handeln oft aus einer panischen Angst heraus, nach dem Partner auch noch das Kind zu verlieren. Oder aus Rachegefühlen, um den anderen zu treffen oder zu quälen. Sie bilden mit dem Kind eine enge Koalition, zu der niemand Zugang hat: „Wir gegen den Rest der Welt“. Daraus resultiert eine pathogene Angstbindung, in der das Kind sozusagen unentrinnbar gefangen ist. Manchmal kann eine solche Angstbindung paranoide Züge tragen im Sinne einer «folie á deux», eine psychiatrisch relevante Situation.[120]

Anmerkung: Zur Problematik *„Kinder psychisch kranker Eltern“* kann hier nicht näher eingegangen werden. Im Zusammenhang mit PAS halten wir jedoch weitere Forschungen zu diesem Thema für angezeigt. Es sei auf die Arbeiten von ANDRITZKY[121], von HÄFELE[122], auf den Übersichtsaufsatz von MATTEJAT, WÜTHRICH & REMSCHMIDT aus der Universitätsklinik für Kinder- und Jugendpsychiatrie Marburg: „Kinder psychisch kranker Eltern, Forschungsperspektiven am Beispiel depressiver Eltern“[123] sowie auf die Studien von WIEGAND-GREFE *et al.* „Kinder und ihre psychisch kranken Eltern. Familienorientierte Prävention – Der CHIMPs-Beratungsansatz“[124] hingewiesen.

Manche unberechtigte Vorwürfe des sexuellen Missbrauchs bei Trennung/Scheidung müssen ggf. in diesem Licht gesehen werden. Der programmierende Elternteil glaubt in solchen Situationen – allerdings in grober Selbstüberschätzung – das Kind gegen den anderen „schützen“ zu müssen. Letztlich wird das abhängige Kind jedoch, sozusagen zum eigenen Schutz, vereinnahmt und instrumentalisiert.[125] Das mag aus der Sicht des betroffenen Elternteils manchmal verständlich sein, für das betroffene Kind ist es fatal.

Beispiel: Interview mit zwei der drei Kinder, 6 Jahre später

Dieses Follow up-Interview fand – 6 Jahre später – mit zwei der drei Kinder, Sohn N., 17 Jahre, und Tochter R., 13 Jahre, am 19.04.2008 im Hause des Vaters statt.

Das Vorinterview mit dem Vater B. der beiden Kinder wurde von Dipl.-Psych. URSULA KODJOE am 19. Oktober 2002 während der Internationalen Konferenz „Das Parental Alienation Syndrom: Eine interdisziplinäre Herausforderung für scheidungsbegleitende Berufe/ The Parental Alienation Syndrome: An Interdisciplinary Challenge for Professionals Involved with Divorce“ in Frankfurt (Main) geführt und in: Interdisziplinäre Fachzeitschrift Kindesmisshandlung und -vernachlässigung der Deutschen Gesellschaft gegen Kindesmisshandlung (DGgKV), 6 (1/2), 2003, S. 81–86, publiziert.

v. Boch-G.: *Wie ihr wisst, habe ich häufig mit Scheidungsfamilien zu tun. Euren Vater kenne ich seit 1999. Wenn Eltern sich scheiden, entsteht oft eine Situation, in der Kinder plötzlich einen geliebten Elternteil, bei dem sie nicht wohnen, radikal ablehnen und ihn nicht mehr sehen wollen. Es gibt dafür oft keinen nachvollziehbaren Grund. Es geht also nicht um Situationen, bei denen Vater oder Mutter das Kind schlecht behandelt oder gar misshandelt haben.*

Dieses Phänomen, das häufig bei hoch konflikthaften Scheidungen auftritt, bedeutet einen sehr großen Schmerz für betroffene Elternteile. Experten sind oft der Meinung, „das Kind will nicht, also kann man nichts machen" und „das Kind soll zur Ruhe kommen." Und somit verliert das Kind für Jahre oder gar für immer den Kontakt zu einem Elternteil.

Ich finde es wichtig, dass Kinder, die von einer solchen Situation betroffen sind oder waren, das später reflektieren können und ihnen bewusst wird, was da passiert ist. Ich freue mich, N. und R., dass ihr zu diesem Gespräch bereit ward und aus eurer Sicht im Nachhinein berichtet, was ihr damals erlebt habt.

Du, R. (weibl. Abkürzung) bist jetzt 13 Jahre alt und Du N. bist 17 Jahre alt. Als ich euren Vater vor 9 Jahren kennen lernte, hattet ihr ihn zwei Jahre lang nicht gesehen, ihr ward damals 4 und 8 Jahre. Ihr habt nach der Trennung der Eltern noch bei eurer Mutter gelebt, nicht wahr?

N. *Los ging alles, dass ziemlich viel Streiterei war. Soweit ich das überblicken konnte, ging die Streiterei immer von meiner Mutter aus. Ja, als dann mein Vater ausgezogen ist, war das schon recht komisch. Von dem Tag an, war er quasi das „Arschloch".*

R. *Sie nannte ihn dann „das Arschloch".*

v. Boch-G.	*Hast Du Deinen Vater auch so böse erlebt? Oder war es die Sicht deiner Mutter und dessen, was sie sagte?*
N.	*Größtenteils das, was die Mutter sagte. Ich habe nicht oft davon gesprochen.*
R.	*Man lernt ja von seinen Eltern. Ich habe meiner Mutter vertraut und habe ihr auch geglaubt, dass mein Papa böse ist. Ich weiß noch, dass ich mich dann manchmal selbst angelogen habe. Ich habe dann zu mir gesagt: „Du darfst Deinen Papa nicht vermissen, denn Dein Papa ist böse!“*
v. Boch-G.	*Du hast Dich selbst auf diese Weise beruhigt?*
R.	*Immer, wenn er mir gefehlt hat, habe ich mir gesagt „Nein, das darf nicht sein, Papa ist böse!“ Ich erinnere mich noch, als wir schließlich auf einer Polizeistation waren, ich hatte ja meinen Papa lange nicht mehr gesehen. Als ich ihn dann dort wiedersah, habe ich zu ihm gesagt „Du Arschloch!“ Dann bin ich in Tränen ausgebrochen und ihm in die Arme gefallen.*
v. Boch-G.	*Das war so widersprüchlich, diese beiden Gefühle zu spüren.*
R.	*Ja!*
N.	*Soweit ich das heute überblicken kann, war das bei mir noch extremer als bei ihr. Sie war ja noch ein Kind und ich hatte schon eine etwas gefestigtere Meinung. Ich habe auf härteste protestiert. Als wir dann von meiner Mutter wegkamen, da stand ich da und protestierte über mehrere Stunden, um nicht zu meinem Vater zu müssen. – Und dann gingen wir doch.*
v. Boch-G.	*Das war die Situation, wo das Gericht entschieden hatte, dass ihr zum Vater wechselt.*
N.	*Ich weiß nicht genau, wann diese Entscheidung kam, ich habe jetzt nicht den Überblick. Es war, als wir noch in X lebten und bevor wir nach Y gezogen sind.*
v. Boch-G.	*In X war dann doch die Phase, wo ihr keinerlei Kontakt zu eurem Vater haben wolltet.*
N.	*Den hatten wir quasi schon abgelehnt, als wir vorher noch in Z wohnten. Bei dem katholischen Treffen (ge-*

	meint ist das Treffen, bei der katholischen Beratungsstelle) – weißt Du noch, R.?
R.	*Keine Ahnung!*
N.	*Das war noch, bevor wir mit unserer Mutter nach X gezogen sind. Damals sollten wir unseren Vater für ein paar Stunden treffen.*
v. Boch-G.	*Mit Hilfe von einem Sozialarbeiter der kath. Beratungsstelle sollte ein Umgang eingeleitet werden?*
N.	*Ja, genau!*
R.	*Als kleines Kind war ich total vernarrt nach Legospielen. Da war es für Papa auch einfacher. Dann habe ich ein Lego bekommen und dann war Papa in meinen Augen wieder lieb. Bei N. war es nicht so einfach.*
N.	*R. hat, gleich nachdem wir von Mama getrennt waren, den ganzen Tag mit dem Zeug gespielt.*
v. Boch-G.	*Wenn es gut läuft, arbeiten Eltern bei einer Regelung ja zusammen, dass die Kinder entweder beim Vater oder bei der Mutter wohnen und den anderen dann besuchen. Wie erklärt ihr euch, dass ihr den Papa – in manchen Situationen ist es auch die Mama – radikal abgelehnt habt? Wie kommt das zustande?*
R.	*Ich glaube, es ist einfach deswegen, weil man ja fast jeden Schritt von seinen Eltern lernt und wenn ein Elternteil sagt „das ist böse", dann glaubt man es auch. Man vertraut ihnen ja. Man liebt seine Eltern ja. Wenn die Eltern erzählen, dass der Wolf böse ist, glaubt man ihnen das. Seinen Eltern glaubt man auf's Wort.*
v. Boch-G.	*Man übernimmt das, weil man es in diesem Alter noch nicht unterscheiden kann.*
N.	*Es war halt immer so gewesen, dass sich unsere Mutter viel um uns gekümmert hat. Mein Vater ging morgens früh zur Arbeit und kam erst abends um 7 Uhr wieder zurück, das heißt, wir verbrachten sehr viel mehr Zeit mit unserer Mutter, als mit ihm. Sie hatte am Nachmittag frei. Ich weiß nicht, vielleicht hatten wir deshalb eine innigere Beziehung zu unserer Mutter.*

R.	*Anfangs waren wir auch manchmal am Wochenende bei unserem Vater und dann haben wir ihr immer erzählt, was wir bei ihm nicht mochten (z. B. Spinnweben und andere Kleinigkeiten). Sie machte daraus prompt „Der Papa ist unhygienisch." usw. und wir haben es natürlich sofort geglaubt.*
v. Boch-G.	*Ist es diese negative Sichtweise, die eine Rolle spielt, dass man sie schließlich glaubt?*
N.	*Ja!*
v. Boch-G.	*Normalerweise hat jede Mama und jeder Papa seine guten und seine weniger guten Seiten, und anfangs ward ihr ja noch bei eurem Vater zu Besuch. Da habt ihr ja auch die Realität von ihm gesehen, seine guten und seine schlechten Seiten. Aber wie kommt es, dass man das völlig ausblendet und plötzlich nur noch alles Schwarz oder Weiß sieht?*
N.	*Vielleicht ist es so, dass wir einfach nur die schlechten Seiten sehen wollten.*
R.	*Viele Sachen, die passiert sind, wurden auch verdreht. Einmal ging ich z. B. mit meiner Mama spazieren. Ich weiß nicht mehr, was da genau passiert ist. Mein Papa hatte mich gebeten, zu ihm zu kommen und meine Mama machte daraus: „Dein Papa hat dich vom Rad gezerrt und wollte dich mir wegnehmen." Ich habe ihr das voll geglaubt, weil ich ja dachte, er wäre böse und ich selbst konnte mich ja nicht mehr so genau daran erinnern.*
v. Boch-G.	*Es war „verdreht", sagst du, R. Ist es so, dass man dann nicht mehr klar kriegt: „Was ist was?"*
R.	*Ja! Auch das ganze Umfeld, in dem wir gelebt haben, also die Freunde meiner Mutter, haben das so zu uns gesagt. Und dann glaubt man das natürlich.*
N.	*Ja, schon! Es war eine Art Gehirnwäsche, kann man sagen. Es gab eigentlich nichts Gutes mehr an ihm. Jede positive Eigenschaft meines Vaters wurde direkt negativ dargestellt.*
v. Boch-G.	*Ist es so wie in einer Sekte?*

N. *Ich weiß nicht, ob man es mit einer Sekte vergleichen kann. Aber es war schon fast so. Unsere Dreiergruppe bestand aus den besseren Menschen und dann war da auf der anderen Seite der Papa mit der Polizei. Meine Mutter hatte es immer so dargestellt, dass Polizei und Richterschaft auf ihn hören würden, weil er viel Geld hat und dass wir uns von ihm abgrenzen müssten.*

v. Boch-G. *Daheim sind die Guten, die anderen sind die Bösen.*

N. *So ähnlich sehe ich das auch. Es gab dann auch noch ein paar Freundinnen meiner Mutter, die in das gleiche Horn geblasen haben. Es gab da keinen, der eine Gegenposition bezogen hätte.*

v. Boch-G. *Habt ihr denn das Gefühl, dass es bei euch besonders krass war? Häufig arrangieren sich Eltern ja irgendwann doch noch. Wie hängt das zusammen, dass es so radikal abgelaufen ist?*

N. *Es kam von heute auf morgen.*

v. Boch-G. *Ja, und so radikal, dass der eine nur schwarz und der andere nur weiß war.*

N. *Wir haben den Papa halt so gesehen, wie ihn unsere Mutter geschildert hat.*

R. *Ich glaube nicht, dass Eltern das aus Bösartigkeit tun. Vielleicht hat das auf uns so selbstverständlich gewirkt, weil es das war, was sie selbst geglaubt hat. Sie hat uns ja nichts vorgespielt.*

v. Boch-G. *Sie war überzeugt davon, dass euer Vater ein schlechter Mensch sei?*

N. *Es kam vielleicht noch hinzu, dass ich ein sehr freundschaftliches Verhältnis zu meiner Oma und zu meinem Opa hatte, die dann auch selbstverständlich der Meinung waren, dass Papa nicht so toll ist. Ich hatte nicht so viele innige Beziehungen mit der Familie bzw. dem Freundeskreis meines Vaters.*

v. Boch-G. *Du hattest quasi eine ganze Übermacht vor dir, die ein gewisses Bild von Papa hatte und dann übernimmt man das sozusagen.*

N. *Ja, so war es schon. Alle haben gesagt, Papa ist schlecht, auch Oma und Opa sagten das genauso.*

R. *Aber meine Mutter hat nicht nur gegen meinen Vater gehetzt, sondern auch gegen andere Leute, die wir gerne mochten. Später ging sie sogar gegen ihre eigenen Eltern. Wir sind da immer mitgegangen und haben uns angepasst. Wir standen total hinter unserer Mutter.*

v. Boch-G. *Verstehe, ihr habt das also quasi übernommen.*

R. *Ja, ich erinnere mich z. B. noch: Da waren wir in der Türkei und sie hatte Streit mit ihren Eltern, die dabei waren. Das einzige Wort, das ich schreiben konnte, war AA und dann habe ich das immer auf einen Zettel geschrieben und ihnen unter die Tür geschoben, um sie zu ärgern. Mama hat dann gesagt: „Das ist ganz toll!“, „Das machst Du gut!“ Ich dachte dann natürlich, mein Verhalten sei richtig.*

N. *Ja, das war total dumm. Der Streit mit den Großeltern eskalierte damals. Man kann wortwörtlich sagen, dass wir von meiner Mutter „einverleibt“ wurden. Alles war total zerstritten. Wir hatten das Auto, die Großeltern mussten mit öffentlichen Transportmitteln nachhause kommen. Wir sind vorausgefahren und hatten den Schlüssel. Ich hatte damals alles mitgenommen, wozu ich Lust hatte – und meine Mutter stimmte mir dabei zu und dann – völlig verrückt – hatte ich noch einen Zettel genommen und hatte darauf geschrieben: „Tschüs ihr Arschlöcher“.*

N. *Ich weiß nicht, was im Kopf von meinem Vater vorgegangen ist, als er davon erfuhr. Schon allein, dass ich so etwas tue, lässt mich heute noch rot anlaufen.*

R. *Ich glaube, dadurch, dass wir für solche Taten gelobt wurden, haben wir uns dann ganz toll gefühlt.*

v. Boch-G. *Ihr wurdet also bestärkt?*

R. *Ja! Die Mutter hat alles immer schön geredet. Die Situation war eigentlich „Scheiße“ und trotzdem hat sie gesagt, dass es gut ist. Meine Erstkommunion als Beispiel: Sie hat gesagt, das sei der schönste Tag meines*

Lebens gewesen, obwohl das überhaupt nicht stimmte. Es war einfach „Scheiße"! Mit jedem hatte sie sich an dem Tag gestritten und trotzdem war ich am Ende der Überzeugung, dass es wirklich der schönste Tag meines Lebens war.

v. Boch-G. *Ich habe euren Vater ja in dieser Zeit kennen gelernt und er versuchte damals auch gerichtlich eine Umgangsregelung zu bekommen. Er bemühte sich darum, dass ihr bei ihm wohnen solltet, weil ihm das alles seltsam vorkam. Meinst Du er hatte Recht?*

N. *Ja!*

v. Boch-G. *Wie habt ihr das erlebt?*

N. *Ich habe das damals nicht richtig realisiert. Es gab z. B. folgende Situation: Noch bevor unsere Mutter in die psychiatrische Klinik kam, war sie häufig betrunken. Mein Vater hatte schon bemerkt, dass sie abends total besoffen war. Er kam dann jeden Tag, nicht weil er mit ihr schimpfen wollte, sondern um die Situation halbwegs im Griff zu behalten. An einem Abend ging es so weit, dass mein Vater und ich sie hochtragen mussten. Ich glaube R. hat noch gespielt, aber am nächsten Morgen waren R. und ich wieder auf der Seite meiner Mutter.*

v. Boch-G. *Habt ihr damals schon bemerkt, dass die Mutter krank ist?*

N. *Wir haben gar nicht realisiert, dass sie jeden Tag besoffen war. An jenem Abend habe ich das zum ersten Mal richtig realisiert.*

v. Boch-G. *Dein Papa hat dann gerichtlich versucht, das Sorge- und Aufenthaltsbestimmungsrecht für euch zu bekommen. Das ist für Kinder ja ein Riesenstress. Wie seht ihr das im Nachhinein? Oder hätte er sich zurückziehen sollen, damit Ruhe einkehrt? Ihr wolltet ja vehement nicht zu ihm.*

N. *Ich bin völlig überzeugt, dass wir uns hier besser entwickelt haben. Die Atmosphäre ist heute noch schlecht im Reihenhaus, wo meine Mutter wohnt. Jeder Nachbar*

	dort hat irgendein Problem – mit jedem – fast jedem – hatte meine Mutter schon einmal Streit. Die sind alle schon einmal geschieden, das Kind magersüchtig, oder sonst irgendetwas.
v. Boch-G.	*Soll man sich einsetzen oder soll man es lassen, damit das Kind zur Ruhe kommt?*
N.	*Es ist eine Zeit lang härter als es normalerweise wäre. Aber dann ist es vorbei! Wenn sich mein Vater damals nicht eingesetzt hätte, wäre das noch ewig so weitergegangen. Meine Mutter war ja wirklich schon total am Ende. Später wäre sie auch so in die Klinik gekommen.*
R.	*Bei der Polizei haben sie mich dann gefragt, „Willst du lieber zu deinem Papa oder in ein Kinderheim?". Dann habe ich gesagt: „In ein Kinderheim." Das ist doch nicht normal, das ein Kind, das seinen Vater normalerweise liebt, auf einmal nichts mehr von ihm wissen will und ihn hasst – oder?*
v. Boch-G.	*Was hältst du denn von so einer Frage?*
R.	*Ich finde sie total bescheuert, weil ich da erst 5 Jahre alt war.*
N.	*Ich weiß noch, meine Schwester konnte damals 5 Minuten vorher noch total beleidigt sein und dann 5 Minuten später wieder ganz normal.*
v. Boch-G.	*Was würdest du denn in einer solchen Situation empfehlen? Es soll ja richtig und zum Wohl des Kindes entschieden werden.*
N.	*Meine Mutter hatte uns damals eingebläut, dass wir auf jeden Fall sagen sollten, dass wir nicht zu unserem Vater wollten. Der Richter hatte uns dann diese Frage gar nicht gestellt. Er hat uns nach unserem Alter gefragt.*
v. Boch-G.	*Also hatte euch euer Richter gar nicht erst in eine solch verzwickte Situation gebracht?*
N.	*Nein, er hatte uns danach gefragt, was unser Alltag ist. Wie es in der Schule ist, um sich ein Bild darüber zu machen.*
v. Boch-G.	*Eure Mama war ja krank in dieser Zeit, sie war ja nicht böse.*

R. *Ich habe heute ein sehr enges Verhältnis zu beiden Eltern. Ich kann mit meiner Mama über Einiges gut reden und mit meinem Papa über andere Dinge. Ich freue mich auf die Ferien. Es ist heute fast normal bei uns.*

v. Boch-G. *Fühlt ihr euch von eurem Vater unterstützt, dass ihr eure Mutter regelmäßig besucht?*

R. *Ja, doch! Seine Unterstützung ist wichtig, er sorgt schon dafür!*

v. Boch-G. *Ich finde es wertvoll, die Erfahrung von euch beiden Jugendlichen zu hören, die ihr diese Situation als Kinder erlebt habt und danke euch für eure Offenheit.*

R. *Ich glaube ein Kind braucht Mama und Papa, denn es lernt von beiden. Ich erinnere mich noch, als ich klein war, hatte ich fast nur Jungen als Freunde. Ich wollte auch immer ein Junge sein. Und erst später als ich Kontakt zu meiner Mutter hatte, wurde das besser. Dann habe ich mich auch wohl gefühlt als Mädchen. Ein umgekehrter Fall aus meiner Klasse: Eine Freundin von mir lebte bei Ihrer Mutter, sie hatte vor Allem Angst und hat oft geweint. Das was man von Vätern lernt, ist dieses Selbstbewusstsein, das man auch einmal ein Risiko in Kauf nimmt. Und das hat ihr gefehlt. Jetzt sieht sie ihren Vater wieder und jetzt ist es auch besser geworden.*

v. Boch-G. *In eurem Fall war das harte Durchgreifen des Gerichtes zwar unangenehm und schmerzhaft, aber im Nachhinein scheint es richtig gewesen zu sein.*

N. *Ja es war richtig! Es ging damals Schlag auf Schlag, erst mal war Mama weg und dann war die Nachricht da, dass wir nach Y gehen würden. Wir haben beide gedacht, dass Mama wiederkommen würde.*

R. *Als wir dann hier in Y waren, hatten wir dann erst einmal mehrere Monate keinen Kontakt zu unserer Mutter. Also nicht einmal telefonisch oder so. Ich habe als kleines Kind damals manchmal geschaut, ob sie im Telefonbuch steht. Es war sehr hart für mich, überhaupt keinen Kontakt zu ihr zu haben.*

v. Boch-G. *Es war bei euch eine Verfahrenspflegerin eingesetzt. Fandet ihr das hilfreich?*

R. *Sie war damals in unseren Augen ganz böse.*

N. *Für meine Mutter ist sie noch heute der Teufel. Sie kriegt schon Angst, wenn sie sie nur sieht – auch heute noch. Meiner Mutter gegenüber war sie sehr streng. Sie war neben meinem Vater der Mensch, der als erstes da durchgeblickt hat und die dann alles konsequent umsetzte.*

v. Boch-G. *Noch etwas: Hattet ihr nicht eine Wahnsinnswut gegenüber eurem Vater, als ihr noch alles geglaubt habt? Wie seht ihr das jetzt?*

N. *Alles, und wie ich meinen Vater beleidigt habe, tut mir heute sehr leid. Als wir damals in Y angekommen waren, haben wir ihm beide erst einmal nicht vertraut.*

R. *Doch! Ich schon.*

v. Boch-G. *N., Du warst dir nicht sicher, ob das alles so in Ordnung ist?*

N. *Genau!*

v. Boch-G. *Wann hast Du denn das Gefühl gehabt, das gibt Sicherheit, das ist richtig? Kam das erst mit der Zeit?*

N. *Irgendwann – langsam – habe ich das gespürt. Etwa nach einem halben Jahr. Das war eine sehr schwierige Zeit – auch für meinen Vater – dieses Hin und Her. Er hatte damals richtige Wutanfälle und das hat dann wieder meine Mutter ausgenutzt und das Gerichtsverfahren neu eröffnet.*

R. *Ich wusste gar nicht, was ich gegenüber meinem Vater fühlen sollte. Die Mutter erzählte mir, er sei ganz böse und wenn er mir dann gegenüber stand, war er total lieb zu mir. Das war sehr verwirrend.*

v. Boch-G. *Habt ihr miteinander darüber sprechen können?*

N. *Wir hätten sprechen können, aber ich glaube, wir hatten es damals nicht getan. Später sprachen wir viel miteinander. Wir haben zwar zusammengehalten, aber wir haben uns zunächst nicht miteinander ausgetauscht.*

v. Boch-G. *Wie habt ihr das denn jetzt hingekriegt, dass ihr zwar beim Papa wohnt, aber regelmäßig die Mama besucht. Das ist ja nicht selbstverständlich.*

R. *Anfangs hatten wir beaufsichtigte Treffen mit meiner Mutter – nebenan in einem Raum saßen Psychologen. Vielleicht hat unsere Mutter wegen der Kamera-Überwachung nichts gesagt.*

v. Boch-G. *Wenn ihr einem Richter, einem Gutachter einen Rat geben solltet. Was würdet ihr ihnen sagen?*

N. *Ich würde verhindern lassen, dass der Kontakt zu einem Elternteil ganz abbricht. Eventuel sollten beaufsichtigte Treffen stattfinden. Dass der eine Elternteil gar nichts mehr machen darf, würde ich auf keinen Fall empfehlen. Ich würde schon erlauben, Briefe zu schreiben. Der sorgeberechtigte Elternteil sollte Einsicht in die Briefe bekommen, damit da nichts Schlechtes drinsteht – zumindest nicht bei so jungen Kindern wie wir es waren. Das Kind würde ich nicht vor die Entscheidung stellen, wo es hinwill.*

R. *Ich finde es wichtig, dass Kinder beide Eltern haben. Für kleine Kinder ist es weniger brutal zu einem Elternteil zu gehen, wie man denkt. Als kleines Kind erzählt man manchmal ziemlich viel Blödsinn.*

v. Boch-G. *Ihr seid ja quasi gezwungen worden zu einer Lösung, von der ihr heute sagt, dass sie richtig war, wenn auch schmerzhaft.*

N. *Sie hätte früher kommen müssen!*

v. Boch-G. *Heißt das, dass den Kindern mit den Entscheidungen oft zu viel Last auf die Schultern gelegt wird?*

N. *Ja, zu viel Verantwortung! Ich glaube die Jugendämter und Gerichte machen es sich da zu einfach.*

R. *Kinder können das ja gar nicht beurteilen, vor allem, wenn sie gerade im Einflussbereich eines Elternteils stehen. Dann glauben sie das, was ihnen gesagt wird auch.*

v. Boch-G. *Wir haben versucht, etwas von eurer damaligen Situation zu verstehen und darüber wie ihr die Dinge damals erlebt habt und wie ihr sie heute aus einigem Abstand seht. Ich fand es interessant, dass ihr gesagt habt, es hätte früher interveniert werden sollen. Das kann für die Beurteilung von so komplizierten Situationen wie ihr sie erlebt habt, ein wichtiger Impuls sein.*

Ich danke euch, dass ihr zu diesem Gespräch bereit ward und für eure Offenheit!

Inzwischen studiert der Sohn und die Tochter lebt noch im letzten Jahr beim Vater und seiner neuen Frau. Beide Kinder sind stabil. Der Kontakt zu beiden Eltern hat sich mittlerweile eingependelt.

4.2 Bei den ausgegrenzten Eltern[126, 127]

Vorherrschende Gefühle ausgegrenzter Eltern sind Ohnmacht, Hilflosigkeit und wachsende Verzweiflung. Sie haben nicht mit dem Entfremdungsprozess gerechnet, der nach der Trennung langsam oder auch umgehend begann und dem sie sich jetzt ausgesetzt sehen, ohne aktiv eingreifen und eine Veränderung bewirken zu können. Sie spüren, wie sich die Beziehung zu ihren Kindern dramatisch verändert, die noch vor kurzem vertrauens- und liebevoll war – und zwar über viele Jahre des familiären Zusammenlebens.

Die Geschichten der Kinder über angeblich „nicht bezahlten Unterhalt“, „grausame Behandlung des anderen Elternteils“, „schon immer währendes Desinteresse“ von Vater oder Mutter, z.B, „Du warst ja nicht einmal bei meiner Geburt dabei“, erfüllen sie mit ungläubigem Entsetzen.

Versuchte Richtigstellungen werden zu Rechtfertigungsversuchen, die gegen sie gekehrt werden. Die Kinder haben alle gemeinsamen schönen Erlebnisse ausgeblendet, auf die sich der abgelehnte Elternteil beziehen könnte, z. B. „Die Mama hat uns nur jeden Abend vorgelesen, damit der Papa nicht an uns rankommt.“ Die Kinder verhalten sich immer distanzierter und respektloser, ohne dass der betreuende Elternteil versucht, dieses unangemessene Verhalten zu unterbinden. Im Gegenteil, es wird der Unfähigkeit des ausgegrenzten Elternteils angelastet.

Dieser beginnt, eine Opferhaltung einzunehmen und sich nach Hilfe und Unterstützung umzusehen. Bald muss er erkennen, dass ihm weder Rechtsanwalt noch Jugendamt wirklich helfen können, den Prozess der Beziehungszerstörung zu stoppen. Er befürchtet, dass ihm nicht geglaubt wird, dass bis zur Trennung eine normale Eltern-Kind-Beziehung bestand. Das aufgebaute Szenario mündet nicht selten darin, dass auch Vertreter der beteiligten Institutionen für den entfremdenden Elternteil und die „armen Kinder" „Partei ergreifen", die einem so „grausamen, unsensiblen Vater", einer so „unfähigen, verantwortungslosen Mutter" ausgesetzt waren.

Ausgegrenzte Eltern sind zu diesem Zeitpunkt verzweifelt darum bemüht, die feindselige Haltung ihrer Kinder und des entfremdenden Elternteils zu stoppen und den anderen Elternteil von der Grausamkeit seines Tuns zu überzeugen. Sie müssen jedoch sehr bald feststellen, dass all ihre Bemühungen gegen sie verwendet werden. Gehen sie z.B. zur Theateraufführung der Schule heißt es „Ich wollte nicht, dass du kommst – ich will dich nie wieder sehen". Gehen sie nicht, heißt es: „Du interessierst dich nicht für mich – ich will dich nie wieder sehen". Manchmal erhalten sie die Einladung überhaupt erst nach der Aufführung.

Sobald die Sinnlosigkeit ihrer Bemühungen erkannt wird, beginnt – je nach psychischer Verfassung – ein innerer Dialog darüber, ob sie die sich auflösende Beziehung zu ihren Kindern nicht besser beenden oder andere Anstrengungen unternehmen sollten, um nicht weiter psychisch und physisch zu leiden. Nicht selten suchen diese Eltern „wie besessen" Kontakt zu unzähligen Fachleuten, Freunden oder Bekannten und bitten sie um Hilfe und Rat.

Dabei müssen sie schmerzlich feststellen, wie auch Familienangehörige oder Freunde sie zurückweisen und an ihren Aussagen zweifeln bzw. ihnen keinen Glauben schenken. Es wird ihnen eine Mitschuld und Mitverantwortung für das feindselig-ablehnende Verhalten Ihrer Kinder zugeschrieben.

Die häufig unangemessene „Bemächtigung" der Kinder, die ins Zentrum des Elternkonfliktes geraten sind und Partei ergreifen sollen, führt langfristig zu deren völligen Überforderung. Eltern, die Angst haben, ihre Kinder ganz zu verlieren, geben ihre Erziehungskompetenz häufig auf, lassen die Kinder unangemessen gewähren und verlieren dadurch ihre elterliche Autorität.[128]

Der ausgegrenzte Elternteil sieht sich zunehmend isoliert, seine Selbstzweifel und Gefühle von Hilf- und Hoffnungslosigkeit werden übermächtig. Sein Selbstwertgefühl, ohnehin durch die zurückliegende Trennung beeinträchtigt, bricht weiter ein. Es kommt zu Konzentrationsstörungen und beruflichen Leistungseinbußen, teilweise auch zu psycho-somatischen Beschwerden[129] und zu Symptomen einer posttraumatischen Belastungsstörung[130]. Ein ausgegrenzter Elternteil erfährt von seiner Umwelt häufig wenig Empathie und Verständnis, diese werden eher dem ausgrenzenden Elternteil und den Kindern entgegengebracht, die dabei aufgebauten Szenarien häufig von außen nicht erkannt.

Beispiel: Brief einer von Entfremdung und Kontaktabbruch betroffenen Mutter an ihre entfremdete Tochter[131,132]

Céline,

es zerreißt mir das Herz, dir diesen letzten Brief zu schreiben. Ich werde deine Entscheidung respektieren und mich deinem Wunsch, mich nicht mehr sehen zu wollen, beugen, da ich es vorziehe, ein Bild von dir, so wie ich dich geliebt habe, zu bewahren: sanft, hübsch und zärtlich, ein Mädchen, das Ihre Mutter liebte. Jetzt erkenne ich dich nicht wieder. Du bist nicht mehr die liebe Céline, die ich zur Welt gebracht habe, die ich ernährt, geliebt und aufgezogen habe. Ich erkenne dich nicht wieder, ich erkenne dich einfach nicht wieder.

Also werden wir für einige Zeit, einige Monate oder einige Jahre, oder vielleicht auch für das ganze Leben unsere Liebe ausklammern, eine Liebe, die für mein Empfinden unnötigerweise verhöhnt wurde, du jedoch musst mich sicher hassen. Ich hoffe nur, und das denke ich in meinem tiefsten Herzen, dass du dich an unsere gegenseitige Liebe erinnern wirst, wenn du mich eines Tages wiedersehen möchtest, und es dir dann gelingt, mir ein Zeichen zu geben.

Für jetzt und für jeden Tag, den ich fern von dir verbringen werde, wünsche ich dir, dass du glücklich bist, dass du dein Glück findest – selbst wenn dies erfordert, dass wir uns nicht wiedersehen. Behalte den Hass, den du verspürst, nicht in dir. Du wirst mich nicht mehr sehen, aber behalte das Bild deiner Mutter, die dir tausend Küsse schickt, wie wir es immer getan haben, wenn wir uns anschauten, in deinem Kopf und in deinem Herzen. In meinen Gedanken und in meinem Herzen werde ich immer bei dir sein, mein ganzes Leben lang. Nichts und niemand kann mir das Bild meiner kleinen Céline, die ich in meinen Armen gewiegt habe, nehmen.

Ich liebe dich so sehr, dass es mir sehr, sehr schwer fällt, nicht zu versuchen, dich zu sehen und dich zur Vernunft zu bringen. Ich glaube jedoch, dass mein Körper, mein Kopf, mein Herz es nicht mehr schaffen, das enorme Leid zu ertragen, dich zu sehen oder zu hören, wie du mich beschimpfst. Es verbleiben Narben wie die von einem Brandeisen, und das schmerzt sehr. Ich bedauere, dass wir es nicht geschafft haben zu reden, denn ich versichere dir, ich hätte deine Entscheidung, mich nicht mehr sehen zu wollen akzeptiert, aber ich hätte dir zumindest gerne meine Beweggründe erklärt, aus denen ich deinen Vater verlassen habe. Ich glaube, dass du es eines Tages verstehen wirst, da das Leben leider für niemanden einfach ist. Ich werde immer an dich denken, jedoch aus der Entfernung.

Ich möchte dich nur um eines bitten: Bitte verschone deine kleine Schwester Marie von dem Hass, den du gegen mich empfindest. Marie hat für sich auch das Recht zu entscheiden, ihre Mutter zu sehen. Also lege bitte nicht auf, wenn ich sie anrufe und rede nicht mehr schlecht, wenn ich mit ihr telefoniere. Respektiere sie, da sie das Recht hat, ihre Mama zu lieben. Ich möchte dich daran erinnern, dass Marie und ich uns nur selten sehen. Lasse sie bitte in Ruhe, wenn wir telefonieren. Ich weiß, dass du deine Schwester sehr liebst und sie schützt. Ich bin dir hierfür sehr dankbar, da du nun sehr viel Zeit mit ihr verbringen wirst. Gib ihr also viel Liebe und Herzlichkeit.

Wenn du von Zeit zu Zeit an deine Großeltern denkst, sollst du wissen, dass sie dich sehr lieben, wir alle lieben dich, und sie würden sich über einen Anruf oder Besuch von dir sehr freuen. Gehe vor allem nicht davon aus, dass wir dir deine Aggressivität übel nehmen, denn das ist nicht der Fall. Wir leiden sehr darunter dich nicht zu sehen, aber auch darunter, zu sehen, wie sehr du dich verändert hast.

Ich werde dich weiterhin lieben, wie ich dich immer geliebt habe, darauf kannst du dich verlassen, aber aus der Entfernung. Du sollst wissen, dass du immer meine erste Tochter bleiben wirst, das erste

Kind, meine erste große Freude ein Kind auf die Welt zu bringen, und ich wünsche dir ein glückliches Leben. Ohne dass ich es wollte, hat uns das Leben voneinander getrennt. Ich hoffe, dass es uns eines Tages wieder zusammenbringt.

In der Hoffnung und Erwartung dich wiederzusehen, sende ich dir ein letztes Mal tausend liebe Wünsche, tausend Küsse, tausend liebe Worte (sie müssen reichen für all die Tage die wir getrennt voneinander verbringen) und tausend Sonnenstrahlen um dein kleines verwundetes Herz zu wärmen. Ich möchte dich daran erinnern, dass sich deine Mutter von deinem Vater scheiden lassen wird, jedoch nicht von ihren Kindern. Sei sicher, dass ich dir mein Leben lang immer nah bin und nah sein werde, selbst dann, wenn du nichts mehr von mir hörst, und wenn du schwierige Zeiten durchlebst, so denke daran, dass deine Mama dich liebt, dich immer geliebt hat und dich ihr ganzes Leben lang lieben wird. Wenn du mich eines Tages brauchst, bin ich für dich da. Habe bitte vor allem keine Angst oder schäme dich nicht, eines Tages zu mir zurückzukommen, wenn dir danach ist – es wäre jammerschade, es aus diesen Gründen nicht zu tun.

Ich wünsche dir viel Glück, mein Liebling, ich liebe dich so sehr und du fehlst mir unheimlich. Meistere dein Leben und sei glücklich. In inniger und ewiger Liebe.

Deine Mama ...

4.3 Bei den programmierten Kindern[133]

Bis etwa zum 10. Lebensjahr können Kinder nicht zwischen eigener Wahrnehmung, eigenen Phantasien und Geschichten, die ihnen jemand erzählt, zuverlässig unterscheiden. Der Entwicklungsprozess der Realitätsprüfung wird nachhaltig gestört, wenn die Diskrepanzen zwischen dem, was das Kind wahrnimmt und dem, was ihm erzählt wird, nicht bemerkt und aufgelöst werden können. Erfundene Gefahren und unwahre Behauptungen über den anderen Elternteil zerstören das Vertrauen des Kindes in seine eigene Wahrnehmung, die ganz anders ist bzw. war.

Das Kind ist gezwungen, die falsche Realität anzunehmen, um die Beziehung zum betreuenden Elternteil nicht aufs Spiel zu setzen. Durch den Kontaktabbruch muss es die Realitätsprüfung aufgeben und macht sich die verzerrten, manipulativen Geschichten des betreuenden Elternteils zu eigen. Es kommt innerhalb des Kindes zu Abspaltungsmechanismen bzw. zu Dissoziationen.[134] Kinder, die in einem Klima leben, das vor Wut und Ablehnung gegen einen Elternteil nur so vibriert, übernehmen die Stimmung sehr schnell.

Aus Sicherheitsbedürfnis, Abhängigkeit, Trauer, Wut und Angst, auch den Elternteil, mit dem es zusammenlebt, noch zu verlieren, identifiziert es sich mit dem manipulierenden Elternteil und schlägt sich radikal auf seine Seite.[135]. Das Kind wird dadurch zumindest vorübergehend und oberflächlich, aus dem unerträglichen Loyalitätskonflikt zwischen den beiden Eltern befreit. Es zahlt dabei jedoch einen hohen Preis. „Traumatisierungen, die auf realen Ereignissen basieren, sind therapeutisch über Erinnerung und Durchleben aufzulösen. Dieser therapeutische Ansatz ist jedoch bei programmierten Traumatisierungen, die Reales mit Irrealem vermischen, wenig erfolgreich.“[136]

Beispiele:

a) Zuschrift von Dominique[137] (40 Jahre). Sie wurde als Kind entfremdet und ist inzwischen erwachsen[138]

Guten Tag,

im Internet finde ich kaum Zeugenberichte von Kindern (die inzwischen erwachsen sind) und gleichermaßen wie der entfremdete Elternteil zu PAS-Opfern wurden. Ich werde bald 40 Jahre alt und bin der Meinung, dass ich ein PAS-Opfer war, auch wenn die tatsächliche Trennung (Scheidung) meiner Eltern erst geschah, als ich das elterliche Zuhause schon verlassen hatte.

Dieses Thema möchte ich ansprechen. Die elterliche Entfremdung kann auch stattfinden, wenn sich die Eltern nicht trennen. Bei mir sprach man von Scheidung, aber geschieden wurde nicht ... und doch ... hat mich meine Mutter psychologisch manipuliert und so beeinflusst, dass ich meinen Vater, mit dem wir trotzdem zusammenlebten, psychologisch zerstört habe. Er wurde Ziel einer verheerenden Verunglimpfungskampagne. Während all dieser Jahre habe ich ihn als Niete betrachtet, weil er meiner „allmächtigen" Mutter gegenüber nie seinen Platz einnehmen konnte. Sie hat es sogar geschafft, mich davon zu überzeugen, dass er mich nicht gewollt hat (was nicht stimmt, was ich aber erst kürzlich erfahren habe). Mein Vater hat für mich nicht existiert.

Heute bin ich therapeutischer Behandlung, ich schlage mich irgendwie durchs Leben, ich versuche zu verstehen und jedem seinen Platz zuzuweisen. Alles, was Sie als Folgen der elterlichen Entfremdung beschreiben, ist mir bekannt ... Etwas möchte ich wirklich gern hören und lesen: die elterliche Entfremdung kann auch ohne Scheidung entstehen.

Vielleicht ist der zeitliche Abstand zu PAS noch nicht groß genug, um darüber zu sprechen, was aus den Kindern wird, die Opfer geworden sind ... ihr Leben ist jedoch zerstört ... sie können es nur nach langer und schmerzhafter Arbeit aufs Neue erlangen, und vielleicht noch nicht einmal das, unter der Bedingung, dass sie sich eines Tages darüber bewusst werden, was sie durchlebt haben. Seit langem weiß ich (mit meinem Verstand), was in meiner Kindheit und Jugend passiert ist, aber erst seit einigen Tagen gestehe ich das Ausmaß des Schadens, die Realität der Situation ein, und zwar aufgrund eines Briefwechsels mit meinem Vater. Mit ihm habe ich jetzt Frieden geschlossen, aber nichts und niemand können mir diese 40 gestohlenen Jahre nun zurückgeben, weder mir noch ihm übrigens ...

Nun ... wäre es nicht möglich, die elterliche Entfremdung auch außerhalb des Scheidungskontextes anzuprangern? Auch wenn das, was ich geschrieben habe, nichts bringt, danke ich Ihnen für das Lesen, ich musste es einfach loswerden ...

b) S., 25 Jahre, Follow-up-Interview, nach 6 Jahren[139] vom Autor in Köln durchgeführt

v. Boch-G.: *Guten Tag, S. Ich habe Ihnen erzählt, dass ich ein Buch über PAS mit einigen Fallbeispielen schreiben möchte. Dieses Thema ist unter Professionellen immer noch viel diskutiert.*

Wir haben uns zuletzt im Oktober 2002 bei der Internationalen PAS-Konferenz in Frankfurt gesehen. Sie waren im Interview mit Ursula Kodjoe. Das Interview, das Sie damals gaben, ist im Kongressband zur Frankfurter Konferenz im VWB – Verlag Wissenschaft und Bildung, Berlin 2003, erschienen und nachlesbar.

Mein Anliegen ist, dass wir uns jetzt – sechs Jahre später – treffen, um Ihre Erfahrungen mit entsprechender Distanz noch einmal durchzusprechen. Ich möchte verstehen, wie diese manipulativen Prozesse, die zu PAS führen, und die ein Kind dazu bringen, einen zuvor geliebten Elternteil radikal abzulehnen, zustandekommen. Sie hatten schon gesagt, Sie lebten bis zum 11. Lebensjahr in der Nähe von E., dann sind Sie nach Köln gezogen.

S.: *Meine Mutter hatte die Trennung provoziert. Mein Vater war zu diesem Zeitpunkt nicht in Deutschland. Es ging alles Hals über Kopf, für uns Kinder nicht erkennbar, warum überhaupt. Ich war die mittlere von drei Geschwistern. Mein Bruder ist 3 Jahre jünger, meine Schwester 3 Jahre älter.*

Der Auszug hat nachts stattgefunden, damit die Nachbarn nichts mitkriegten, außerdem, dass wir unseren Vater nicht anrufen konnten. „Ihr kommt jetzt mit, oder ihr seht mich nie wieder." Es gab keine Alternative. Ich bin damals nicht gerne mit nach Köln gekommen, ich habe sehr an meiner Oma (väterlicherseits) gehangen, die mit im Haus wohnte. Ich wusste genau, wenn ich mich jetzt von dieser Frau verabschiede, sehe ich sie nicht wieder. Ich habe sie auch bis jetzt leider nicht mehr gesehen.

Mein Vater ist mittlerweile wieder verheiratet. Kurz vor meinem 16. Geburtstag habe ich angefangen, mit meinem Vater Briefe zu schreiben. Ich habe mich über meine Mutter hinweggesetzt, ich habe es einfach gemacht. Ich habe ihm damals einen Brief geschrieben, der war wirklich nicht lieb; ich habe alles, was meine Mutter gesagt hatte, was er getan haben soll, in diesen Brief hineingeschrieben und habe gedacht:" So, wenn

	ihm jetzt was an mir liegt, kann er sich zu den Vorwürfen äußern.“
v. Boch-G.:	*Warum waren Sie so verärgert?*
S.:	*Ich würde gar nicht sagen, dass ich wütend auf ihn war, sondern ich wollte einfach nur Klarheit haben. Ich wollte ihm einfach die Chance geben, sich zu verantworten, auch mal selbst etwas dazu zu sagen. Ich sagte mir, „Sonst wirst Du nie wissen, was wirklich war!“*
v. Boch-G.:	*Er war massiv abgewertet worden von der Mutter. Das war die eine Seite, die sie nur kannten.*
S.:	*Ja, ja. Das war wirklich so. Sie erzählte, er schwindele vor Gericht, dass er nichts zu essen habe usw.*
v. Boch-G.:	*Also eine Abwertung.*
S.:	*Sie hat es auch nicht für gut befunden, was ich getan habe.*
v. Boch-G.:	*Und die beiden Geschwister? Es ist ja erstaunlich, dass Sie den Impuls hatten, ihm zu schreiben und dass sie ihn gleich umgesetzt haben.*
S.:	*Meine Schwester hatte zu diesem Zeitpunkt auch Kontakt mit unserem Vater und hatte ihm Briefe geschrieben. Sie hat diesen dann aber abgebrochen. Sie hatte persönliche Gründe, ich kann nicht beurteilen, warum sie das gemacht hat. Mein Bruder, glaube ich, hat es nicht einmal versucht, er wollte überhaupt nicht. Er konnte mich nicht verstehen, warum ich einen Brief schreiben wollte. Für mich war es wichtig, herauszufinden, was letztendlich wirklich war.*
v. Boch-G.:	*Sie lebten dann auch bei Ihrem Vater und seiner neuen Partnerin?*
S.:	*Nein, nicht so richtig. Es war auch nicht so einfach, da rauszukommen. Als ich 16 Jahre alt war, habe ich meinem Vater geschrieben, dadurch, dass er noch öfters im Ausland war, war es schwierig das zu organisieren. Ich habe ihm geschrieben: „Hol mich hier raus. Ich will nicht mehr hierbleiben. Ich kann nicht mehr. Mach irgendwas.“ Meine Mutter hatte zu diesem Zeitpunkt auch einen Lebensgefährten, der war mit zwei Kindern zu uns gezo-*

	gen. Ich kam mit der ganzen Situation nicht zurecht: Zu siebt in einer Wohnung hocken, jeden Tag ist die Stimmung explodiert.
v. Boch-G.:	*Hatten Sie keine Möglichkeit, mit ihm vorher zu sprechen?*
S.:	*Es war nicht möglich. Vielleicht habe ich auch nur nicht daran gedacht. Das Einzige, was für mich präsent war, war, dass meine Mutter mit mir nicht zurecht kam, dass ich mich immer mehr von ihr abgekapselt habe. Und ich weiß auch, dass sie sich beim Jugendamt erkundigt hatte, ob sie mich in ein Heim stecken könnte.*
v. Boch-G.:	*Das wäre ihre Alternative gewesen?*
S.:	*Ja, aber nicht zum Vater.*
v. Boch-G.:	*Stand das im Raum?*
S.:	*Ja, aber beim Jugendamt sagte man ihr, wenn, dann geht es zum Vater. Den gibt es ja noch. Und das wollte sie unter keinen Umständen. Ich habe dann heimlich geplant, da rauszukommen zu meinem Vater. Die ersten zwei Jugendamtsmitarbeiterinnen waren gar nicht so richtig interessiert an den Problemen, die ich hatte. Ich hatte mit ihnen ein Einzelgespräch und ihnen auch gesagt, dass ich raus will. Sie haben sich dann darum bemüht, dass etwas passiert. Das war im letzten halben Jahr, als ich noch im Hause meiner Mutter lebte.*
v. Boch-G.:	*Die Gespräche haben sie den Mitarbeiterinnen heimlich anvertraut? Oder wusste Ihre Mutter davon?*
S.:	*Nein, alles war heimlich.*
v. Boch-G.:	*Was hatte dann die Jugendamtsmitarbeiterin gesagt?*
S.:	*Sie konnte mich verstehen, aber sie meinte, es sei nicht leicht.*
v. Boch-G.:	*Der Vater wurde aber ausgeschlossen? Gab es nicht ein gerichtspsychologisches Gutachten?*
S.:	*Ja, es gab ein gerichtspsychologisches Gutachten.*
v. Boch-G.:	*Was hat denn der Gutachter gesagt?*
S.:	*Die Kinder wollen nicht.*
v. Boch-G.:	*Der Gutachter hat gesagt „Die Kinder wollen nicht, man kann nichts machen, wir warten ab!“*

S.: *Genau richtig. Es war ein sechsseitiges Gutachten, aber das ist der zentrale Punkt daraus.*

v. Boch-G.: *Das heißt, der Vater wurde sogar ausgeschlossen. Wie alt waren sie damals?*

S.: *Ich war Mitte 16.*

v. Boch-G.: *Hatten Sie in der Zeit gehofft, dass der Vater mehr tut oder hat er genug getan?*

S.: *Es war schwierig. Der Vater beschenkte uns immer zu Ostern, Weihnachten und zum Geburtstag. Päckchen und Briefe wurden erst von der Mutter geöffnet und anschließend wurde alles von ihr kommentiert.*

v. Boch-G.: *Es wurde quasi alles mir ihrer Welt stimmig gemacht wurde.*

S.: *Genau! Wir durften dann aber nicht zurückschreiben. Wir durften kein Dankeschön sagen.*

v. Boch-G.: *Der Vater bekam keine Rückmeldung, keine Kommunikation?*

S.: *Wir durften ihm weder schreiben, noch anrufen, noch sonst irgendwas.*

v. Boch-G.: *Sie haben sozusagen die Sache mit 16 selbst in die Hand genommen. Was machten die Geschwister, die ältere Schwester und der jüngere Bruder?*

S.: *Mein Bruder ist total abhängig von meiner Mutter. An den kommt man überhaupt nicht ran. Ich habe schon jahrelang nichts mehr von ihm gehört.*

v. Boch-G.: *Hatten Sie nach Ihrem Auszug 2002 noch Kontakt zu Ihren Geschwistern?*

S.: *Ich glaube, vor zwei Jahren habe ich meinen Bruder das letzte Mal gesehen. Ich habe es anfangs auch per Gericht versucht, Umgangsrecht mit meinem Bruder zu haben. Ich habe das 2003 aber abgebrochen, weil mir die Kraft dazu fehlte. Mit der Schwester hatte ich später dann Kontakt.*

v. Boch-G.: *Das heißt, Sie hatten später wieder Kontakt zu Ihrer Schwester? Sie sind ausgezogen, was bedeutete das in Bezug auf den Kontakt mit ihr? Sie haben ja quasi die Seiten gewechselt?*

S.: *Meine Schwester hat meiner Mutter erzählt, dass ich ausziehen werde. Der Tag, als ich wieder nach Hause kam, war nicht gerade erfreulich für mich. Ich bin von meiner Mutter verprügelt worden, von ihrem Lebensgefährten wurde ich damals festgehalten. Es wurde massiv auf mich eingeredet, von wegen: „Du kannst nicht gehen, dann fehlt uns das Geld." Es ging gar nicht darum, dass ich bleiben sollte, weil sie mich als ihre Tochter liebte, sondern, dass sie das Geld und den fehlenden Unterhalt dann nicht mehr habe. Es ging nur darum, was ich ihr und meinen Geschwistern antue und um Geld.*

v. Boch-G.: *Sind Sie öfters verprügelt worden?*

S.: *Ja, ich bin mehrfach verprügelt worden. Mein Vater war oft auf Montage, weil er wollte, dass es der Familie finanziell gut geht. Heutzutage kann ich das schlecht beurteilen. Die Mutter war aber die Hauptperson und wenn die Mutter etwas gesagt hatte, wurde es gemacht.*

v. Boch-G.: *War Angst ein Thema?*

S.: *Ich hatte oft Angst. Einmal – da hatte sie auch noch Kontakt zu ihren eigenen Eltern – da wollten wir uns damals auch mit meinem Vater treffen. Es ist schon so lange her, aber ich weiß noch, es ging sehr übel aus, von wegen: „Das könnt ihr mir doch nicht antun."*

v. Boch-G.: *Was ging übel aus? Das Gespräch mit ihrer Mutter und den Großeltern?*

S.: *Sie hat kurz danach den Kontakt zu ihren eigenen Eltern und zu ihren Geschwistern abgebrochen. Sie hat uns wirklich komplett von der Familie isoliert, weil sie ihr gesagt haben, dass das, was sie mache, falsch sei.*

v. Boch-G.: *Ihre eigene Mutter, also Ihre Großmutter, hat ihrer Tochter gesagt: „Das geht so nicht!"?*

S.: *Ja!*

v. Boch-G.: *Und das bis heute?*

S.: *Ja, bis heute!*

v. Boch-G.: *So völlig radikal?*

S.: *Ja! Ich denke mal, Sie sah eine Gefahr darin, wenn sie weiterhin mit ihrer Familie Kontakt hat, dass wir Kinder doch wieder Kontakt zum Vater kriegen würden. Wir Kinder waren isoliert und nur noch dem Einfluss meiner Mutter ausgesetzt, sie war der einzige Bezugspunkt.*

v. Boch-G.: *Sie haben es ja dann, als sie ausgezogen sind, real erlebt. Jeder hat ja gute und schlechte Seiten – jeder Mensch. Was Sie jetzt aus der Sicht Ihrer Mutter gehört hatten. War das denn so unterschiedlich im Vergleich zur Realität Ihres Vaters?*

S.: *Als ich diesen ellenlangen Brief geschrieben hatte und seine Antwort zurückkam, war mir persönlich schon klar: Das kann doch so nicht gewesen sein.*

v. Boch-G.: *Es waren sozusagen zwei unterschiedliche Wahrheiten und Sichtweisen.*

S.: *Daraufhin fing ich an, immer mehr Briefe zu schreiben. Nach dem zweiten oder dritten war das schon wie eine richtige Freundschaft zum Vater, richtig lieb. Das ging ganz schnell, weil ich gemerkt habe, es stimmt so und ist authentisch.*

v. Boch-G.: *Was mich verblüfft, ist, dass Ihr drei Jahre jüngerer Bruder (er war ja dann 13) und Ihre drei Jahre ältere Schwester (sie war ja dann 19) diesen Ausbruch nicht gemacht haben - Das verwundert mich eigentlich.*

S.: *Das liegt einfach daran, dass ich schon immer die Starke in der Familie war, der Rebell und immer gemacht habe, was ich für mich persönlich für richtig hielt. Das hat mich in viele Schwierigkeiten gebracht. Mein Bruder war schon immer ein Mama-Kind und für meine Mutter das Nesthäkchen, das war schon immer so. Ich habe nur durch meinen Vater erfahren, wenn mein Bruder wieder Angelegenheiten mit ihm vor Gericht hatte und dass er zurzeit wohl studierte und immer noch bei der Mutter lebt.*

v. Boch-G.: *Und die Schwester?*

S.: *2003/2004 hatte ich Kontakt zu meiner Schwester gesucht. Sie hatte mich dann per E-Mail angeschrieben, sie hat den Kontakt zu mir gesucht. Mittlerweile haben wir regelmäßig Kontakt.*

v. Boch-G.: *Hat Sie Ihnen erklärt, wie sie das sieht, Ihre Schwester?*

S.: *Wir haben uns zwar mal darüber unterhalten, aber eigentlich haben wir beide ausgemacht, dass elterliche Thema als ein Tabuthema zu behandeln. Wir wollen nach vorne gucken und nicht zurückschauen. Ich akzeptiere, dass meine Schwester zu meinem Vater keinerlei Kontakt hat und der Bruder sowieso nicht.*

v. Boch-G.: *Und zwischen Ihnen und Ihrer Schwester? Ist das leicht, harmonisch und vertraut oder ist das auch fremd geblieben?*

S.: *Teilweise, es gibt schon ein paar Punkte, weil ich mir sage „Jetzt pass mal lieber auf, was Du sagst“, um ihr nicht weh zu tun! Sie ist nicht verheiratet und hat keine Kinder.*

v. Boch-G.: *Wie geht es Ihrer Schwester?*

S.: *Nicht gut! Ihr geht es körperlich und seelisch nicht gut. Sie hat viele Therapien hinter sich. Ich möchte sie deshalb auch mit manchen Themen gar nicht belasten. Ich beobachte bei meiner Schwester Depressionen, aber keine Drogen. Sie ist ziemlich von meiner Mutter ausgenutzt worden, es ist die Psyche, so mental, weil sie viel Verantwortung auf ihren Schultern hatte. Meine Mutter hat sie immer wieder als Freundin benutzt, als wäre sie eine Erwachsene und das ist eigentlich zu viel für ein Kind bzw. einen Teenager.*

v. Boch-G.: *Haben Sie einen Einblick, was mit Ihrer Mutter los war?*

S.: *Für mich persönlich war meine Mutter nicht ganz richtig im Kopf. Ich sage das jetzt einfach mal so krass. Ich habe gehört, dass irgendein Gutachter ihr jetzt eine Krankheit bescheinigt hat, aufgrund dieser sie jetzt auch nicht arbeiten gehen kann.*

v. Boch-G.: *Verwunderlich ist wirklich der Kontaktabbruch zu ihren Eltern.*

S.: *Meine Mutter war schon immer so gewesen, solange man ihr nach dem Mund redete und ihre Meinung hatte, war es o. k. Aber sobald jemand seine eigene Meinung bildete, wurde der Kontakt abgebrochen. Das hat sie auch mit ihren Freundinnen gemacht.*

v. Boch-G.: *Es gab also nur zwei Optionen: Entweder Du bist mein Freund oder mein Feind.*

S.: *Ja, genau! Sie hat mich sozusagen zu ihrem Feind erklärt.*

v. Boch-G.: *Und was ist jetzt mit ihr?*

S.: *Den Freund von damals hat sie dann geheiratet, aber die leben jetzt auch wieder in Scheidung. Aber das wird mir nur so zugetragen, das weiß ich nicht genau. Ich denke, dass sie mit meinem Bruder isoliert lebt. 2003 gab es ein außergerichtliches Treffen zwischen uns beiden, das war das letzte Mal, dass ich sie gesehen habe. Sie hat mir damals zum Schluss gesagt, ich sei herzlos. Das waren Dinge, die man sich eigentlich nicht von einer Mutter anhören möchte.*

v. Boch-G.: *Wie lange haben sie dann noch bei Ihrem Vater gewohnt, nachdem Sie bei Ihrer Mutter ausgezogen waren?*

S.: *Ich war nur wenige Wochen nach meinem „Auszug“ (es war mehr ein Abhauen) bei ihm in Bayern. Dann hat er mir hier in Köln eine Wohnung gesucht. Ich war 16.*

v. Boch-G.: *Auch nicht gerade einfach!*

S.: *Ich wusste ja, egal was ist, ich brauche ihn nur anzurufen. Das hat er mir dann auch bewiesen. Wenn etwas war, war er vier Stunden später in Köln. Das war ein wichtiges Gefühl.*

v. Boch-G.: *Sie erzählten, Sie leben jetzt selbst auch in Scheidung.*

S.: *Ich hatte zu dem Zeitpunkt schon einen Freund, als ich ausgezogen bin und das war dann auch später mein Mann. Er war viel bei mir, ich war ja nicht allein.*

v. Boch-G.: *Das erleichterte Ihnen ja auch das Alleinsein.*

S.: *Ich habe meinen Vater oft besucht oder er war bei mir, so wie es seine Arbeit zuließ. Das war schon das Richtige.*

v. Boch-G.: *Haben Sie das Gefühl durch diese Erfahrungen, die Sie gemacht haben, fehlt Ihnen etwas?*

S.: *Das würde ich auf jeden Fall sagen! Ich konnte nicht viel Kind sein.*

v. Boch-G.: *Das hat zwei Seiten: Einerseits diese frühe Selbstständigkeit, andererseits viel Entbehrungen.*

S.: *Das Ausgelassensein, sich keine Sorgen machen müssen. Das fehlt. Das ist nicht leicht.*

v. Boch-G.: *Wie sehen Sie im Nachhinein die Behörden, das Jugendamt, das Familiengericht? Haben Sie das Gefühl, sie haben gemacht, was sie konnten. Hätten Sie mehr Hilfe gebraucht?*

S.: *Also gerade, was das Jugendamt angeht, waren die ersten beiden Sachbearbeiter „in der Pfeife rauchen". Da war nichts, da kam nichts von denen. Sie haben ihre Pflichttermine wahrgenommen und einfach ihre Fragen gestellt. Sie haben nicht versucht, hinter die Kulissen zu blicken. Erst mit der letzten Sozialarbeiterin, die hat gesehen, dass da was nicht in Ordnung war.*

Am nächsten Tag nach dem Auszug kam dann auch meine jetzige Stiefmutter mit nach Köln zur Begleitung. Wir waren: die damalige Jugendamts-Sachbearbeiterin, meine Mutter, der Jugendamtsleiter, meine Stiefmutter und ich. Da musste ja geklärt werden, dass mein Vater zumindest vorübergehend das Aufenthaltsbestimmungsrecht bekommt. Er hatte ja nichts. Das Heim hatten die ja vom Jugendamt abgeschmettert, aus Kostengründen und weil sie ja sahen: „Da ist doch noch der Vater". Der Jugendamtsleiter war sehr gemein, er sagte, wenn ich jetzt von der Mutter weg bin, dann würde ich den Staat Geld kosten, ich sollte in ein „betreutes Wohnen". Meine Stiefmutter hat dann gesagt: „Nein, muss sie nicht." Die Idee zu meinem Vater zu gehen, hat er gar nicht beachtet. Er hat mich persönlich angegriffen: „Eine

Jugendliche, die gerade den schrecklichsten Tag ihres Lebens erlebt, die total fertig ist. Er hat mir gegenüber einen Ton angeschlagen, dass ich gedacht habe „Das habe ich eigentlich nicht verdient." Anstatt mir unterstützend zur Seite zu stehen. Das Jugendamt ist doch für die Kinder da! Er hatte mir auch blöd nachgeäfft. Ich war am Stottern, meiner Mutter gegenüber, es war einfach keine Unterstützung. Ich hatte ja wahnsinnige Angst, weil ich nicht wusste, was jetzt passiert.

v. Boch-G.: *Wie schätzen Sie denn das psychologische Gutachten ein? Gab es eines oder mehrere?*

S.: *Ich erinnere mich nur an eines: Er hat sich da durchgearbeitet und hat sein Gutachten geschrieben. Mehr hat ihn auch gar nicht interessiert.*

v. Boch-G.: *Wie schätzen sie den so genannten „Kindeswillen" heute als Erwachsene ein?*

S.: *Ich denke, man sollte sich erst einmal die Eltern richtig anschauen und dann entscheiden, was das Kind sagt und will. Vielleicht hätten wir nur jemanden gebraucht, der hinter die Kulissen schaut. Ich denke in den letzten Jahren, habe ich sehr viel Alkohol getrunken, um meine Probleme und meinen Schmerz über das alles zu betäuben. Ich habe mir auch selbst Schnittverletzungen zugefügt.*

v. Boch-G.: *Und als Sie ausgezogen sind, haben Sie damit aufgehört?*

S.: *Ja!*

v. Boch-G.: *Es ist ja bemerkenswert, dass Sie trotz aller Schwierigkeiten und Widerstände das alles geschafft haben. Das bedarf einer großen Kraft.*

S.: *Es gab nur zwei Möglichkeiten: Elendig zugrundegehen oder an der Situation etwas zu ändern. Das habe ich selber erst gar nicht so erkannt. Ich wusste, dass der Alkohol für mich keine Lösung ist, er hat halt in der Anfangszeit sehr geholfen.*

v. Boch-G.: *Wissen Sie, was ihr Bruder arbeitet und ihre Schwester?*

S.: *Ich weiß von meinem Vater nur, dass mein Bruder studiert und dass er von ihm Unterhalt einklagt. Ich will es auch nicht mehr so genau wissen. Ich muss mich jetzt um mein eigenes Leben kümmern. Es tut weh, aber man muss mal damit abschließen. Man hat zwar einen Bruder. Aber geht es ihm gut? Könntest du ihm vielleicht helfen?*

v. Boch-G.: *Wie sind Sie jetzt mit 25 Jahren mit ihrem Leben zufrieden?*

S.: *Ich denke schon, dass ich mein Leben in die richtigen Bahnen gelenkt habe. Klar habe ich Fehler gemacht, die ich vielleicht hätte vermeiden können, aber ich denke, das gehört dazu. Ich habe auch vieles, was in den letzten Jahren war, verdrängt, wollte nicht mehr daran denken, einfach nach vorne schauen.*

v. Boch-G.: *Ich erlebe Sie heute sehr klar und bewusst, wenn Sie auf diese schwierige Phase in ihrem Leben zurückblicken.*

S.: *Noch etwas fällt mir ein, was ich sagen möchte: Meine Mutter war sehr überzeugend in dem, was sie gesagt hat. Sie hat leider das Talent, zumindest für eine gewisse Zeit, die Leute auf ihre Seite zu ziehen. Es war schon sehr schwer zu sehen, wie manche Leute meine Mutter gesehen haben - und hinter den Kulissen sah es ganz anders aus.*

Bestes Beispiel: Als sie gerade bei ihren Eltern gewesen war, die haben mir dann Jahre später erzählt, dass sie gar nicht verstehen konnten, dass meine Mutter so etwas mit uns gemacht hat. Sie war doch so eine liebe, nette Frau gewesen. Sie konnte alles sehr gut vertuschen. Jeder hatte sie als liebe, nette Frau, als Opfer vom Ehemann gesehen. Das hat manchmal Monate gedauert. Irgendwann hat es bei den Leuten dann aber „Klick" gemacht. Meist war es, als meine Mutter dann übertrieben hatte. Sie hat einen Hang zum Übertreiben. Dann haben die Leute plötzlich gesehen, „Das kann aber eigentlich gar nicht so sein. Da muss doch noch mehr dahinter stecken." Ich glaube, meine Mutter glaubt das wirklich auch, was sie da sagt.

v. Boch-G.: *Wissen Sie etwas über die Jugend Ihrer Mutter?*

S.: *Meine Mutter hat immer erzählt, dass sie schlecht behandelt worden wäre und dass sie traumatisiert sei. Sie hat vielleicht mal was drauf gekriegt, wie jedes Kind auch. Ich weiß es einfach nicht. Ich weiß aber von den Großeltern und Onkeln, dass es ihr als Kind nicht schlecht erging. Sie hatte aber schon als Kind den Hang, zu lügen, sobald sie nur konnte.*

v. Boch-G.: *Wir könnten sicher noch Stunden weitersprechen, aber ich möchte hier jetzt abbrechen.*

Danke für das offene Gespräch, zu dem Sie sechs Jahre später noch einmal bereit waren.

c) Dieses Interview über zwei tragische Familienschicksale aufgrund von Eltern-Kind-Entfremdung (Parental Alienation) wurde in der Praxis des Autors durchgeführt. „F." ist zum Zeitpunkt des Interviews 57 Jahre alt. Ihre „Entfremdungsgeschichte" dauerte 44 Jahre.

v. Boch-G.: *Wir haben uns vor längerer Zeit kennen gelernt. Sie waren in einem Film über das Thema Eltern-Kind-Entfremdung*[140] *gewesen. Die Leiterin einer Selbsthilfegruppe für entfremdete Eltern (www.pas-eltern.de), war mit Ihnen dort in Kontakt getreten. Mit ihr kamen Sie vor einigen Monaten zu mir und es stellte sich heraus, dass Sie und Ihr jetziger Mann schon einmal einen Vortrag über PAS gehört hatten. Ich habe Sie damals gefragt, ob wir uns einmal in Ruhe treffen könnten, um Ihre Erfahrung noch einmal aufzugreifen.*

Es geht um die Themen Eltern-Kind-Entfremdung und Manipulation. Wie kommt ein Kind in einem Trennungs-Scheidungs-Konflikt dahin, den anderen Elternteil radikal abzulehnen? In Ihrer eigenen Lebensgeschichte – später auch mit Ihrem 2. Mann – haben Sie diesbezüglich eine große Vielfalt von Erfahrungen

	gemacht. Wollen Sie aus Ihrer eigenen Situation nach der Scheidung Ihrer Eltern und später in Ihrer 2. Ehe, darüber berichten?
F:	*Nach der Trennung waren wir Kinder eigentlich froh, als mein Vater ausgezogen ist. Ich war damals 13 Jahre alt. Ich habe einen älteren Bruder, der war 14, und einen kleinen Bruder, der damals 7 Jahre alt war. Ich hatte das Gefühl, jetzt wird alles gut, aber irgendwie war das nur bedingt der Fall. Die Streitereien waren vordergründig vorbei. Meine Mutter sagte uns, der Vater sei gegangen, weil sie sich zerstritten hätten und er komme nicht wieder zurück. Das wolle sie auch nicht. Und dann haben wir nachgefragt, ob wir ihn sehen könnten. „Nein," sagte sie, „ihr dürft ihn nicht sehen, denn er hat sich bei euch nicht gemeldet, d. h. er will euch nicht sehen und wenn ihr den Kontakt mit ihm aufnehmt, braucht ihr nicht mehr heimzukommen."*
v. Boch-G.:	*Sie hätten ihn gerne gesehen?*
F:	*Ja, wir hätten ihn alle gerne gesehen. Mein älterer Bruder hatte ein ganz besonderes Verhältnis zu meinem Vater. – Meine Mutter hatte uns das schlichtweg verboten.*
v. Boch-G.:	*D. h., „Wenn Ihr Kontakt aufnehmt, dann passiert etwas."*
F:	*Ja, meine Mutter sagte „Ihr dürft es nicht!" Wenn mein Vater angerufen hat, dann hat sie uns verleugnet. Wir seien in der Schule und dies und jenes ... Das haben wir mitgekriegt. Unser Vater kam also nicht an uns ran. Ganz am Anfang haben wir gefragt, warum das so ist. Da hat uns meine Mutter keine Antwort darauf gegeben. Sie wolle es nicht, das sei ein Durcheinander. Sie wolle, dass jetzt Ruhe einkehre. Und: „Euer Vater ist an dem Ganzen schuld, wenn er nicht schuld wäre, dann wären wir ja noch zusammen."*
v. Boch-G.:	*Also die Schuld wurde beim Vater platziert.*
F:	*Genau!*
v. Boch-G.:	*Wurde er abgewertet?*

F: *Ja!*

v. Boch-G.: *Sie haben dann auch keinen Kontakt aufgenommen? – Sie waren 13, der Bruder war 14 Jahre alt.*

F: *Ja. Es kam dann die Angst. Meine Mutter hat es dann mehr oder weniger ausdrücklich gesagt (man spürt das ja auch als Kind) „Ihr seid jetzt hier und entweder ihr bleibt hier oder ihr geht zu eurem Vater." Wir wussten aber nicht, ob wir bei unserem Vater erwünscht waren. Wir hatten ja jetzt ein zu Hause bei unserer Mutter und wenn die sagt „dann geht zu Eurem Vater", dann wussten wir nicht, ob der uns überhaupt nimmt. Dann verlieren wir vielleicht beide! Es war für mich immer der Verlust, der bedrohlich war.*

v. Boch-G.: *Sie hatten also Angst, die Mutter zu verlieren, wenn Sie dieses Verbot nicht einhalten.*

F: *Ja, genau! Gar kein zu Hause zu haben, dass wir dann irgendwo wie im Waisenhaus landen oder so.*

v. Boch-G.: *Hatten Sie das Gefühl, dass dieses Verbot so mächtig war, dass man sich nicht dagegen wehren konnte.*

F: *Ja, genau! Man konnte sich nicht dagegen wehren. Ein kurzer Sprung in meine 2. Ehe: Mein jetziger Mann hatte drei Söhne und als ich die kennen gelernt habe, war der große 15, der zweite 12 und der kleine 8 Jahre. Ich habe mir als Erwachsene oft Gedanken gemacht, warum ich mich damals als Kind nicht gewehrt habe. Erst später, als erwachsene Frau, habe ich es in diesem Zusammenhang dann verstanden: Man kann sich als Kind gar nicht dagegen wehren.*

v. Boch-G.: *An der Situation, in der jetzt sozusagen die Kinder Ihres 2. Mannes steckten, haben Sie als Erwachsene wiedererkannt, was Sie selber als 13-Jährige erlebt hatten.*

F: *Ich habe die gleichen Ängste, die gleichen Gefühle bei ihnen gesehen. Als ich meinen jetzigen Mann mit den Kindern kennenlernte, hatten wir nur eine kleine Wohnung. Da war auch nicht der Platz vorhanden. Die Kinder konnten gar nicht „Ja" sagen, zum Vater zu gehen, weil sie gar nicht wussten, ob wir sie vom*

Platz her aufnehmen könnten. Und da habe ich mir auch Gedanken darüber gemacht, dass dieses Sprichwort „Wes' Brot ich ess', des' Lied ich sing" zutreffend ist. Wenn ich bei meiner Mutter oder bei meinem Vater lebe, und die nicht wollen, dass man Kontakt zum anderen Elternteil hat, dann macht man das als Kind nicht. Ich habe mich mehr gegen andere Dinge aufgelehnt (Kleidung oder so etwas), als gegen diese emotional besetzte Kontaktsperre. Wenn Kinder die Macht eines Elternteils erleben, so wie ich es erlebt habe, auch später, als ich verheiratet war – und da hat mein Vater ja noch gelebt – dann wagen sie nicht aufzubegehren! Mein ältester Bruder ist ein gutes Beispiel dafür: Er hat mit 20 geheiratet und ist ausgezogen. Sein erster Weg war zum Vater. Ich hatte keinen Kontakt – 14 Jahre lang!

Ein Jahr nach der Scheidung hat mein Vater mir ein Fahrrad geschenkt. Zum Geburtstag habe ich ihn gefragt, ob er noch einmal zurückkommt. Er sagte „Nein" und dann habe ich ihn gefragt, warum wir ihn nicht sehen dürfen. Da schaute er mich an und sagte „Ich weiß, dass ihr darunter leidet, aber ich glaube, es ist besser so. Wenn du später mal erwachsen bist, vielleicht kannst Du mich dann verstehen."

Ich hab's dann als erwachsene Frau verstanden: Wenn wir zu unserem Vater gegangen wären, das hätte nie funktioniert. Wir hätten Stress ohne Ende von Seiten der Mutter gehabt.

Wir haben auch mal zu Ostern ein Riesenosternest geschenkt bekommen mit eingemachter Marmelade. Es hat geklingelt und er stellte es vor der Tür. Wir sind alle rausgelaufen und meine Mutter hat das Paket mit reingenommen und hat erst einmal gesagt „Moment! Erst muss ich einmal gucken, von wem das ist, da wird noch nichts davon gegessen." Es hat ein paar Minuten gedauert, da hat mein Vater angerufen und da wussten wir, dass es von ihm ist. Sie sagte „Davon wird nichts gegessen. Euer Vater will Euch vergiften!" Und dann hat sie alles weggeworfen.

v. Boch-G.: *Das ist ja ein starkes Signal.*

F: *Ja, für ein Kind unüberwindbar! Und dann hat sie noch gesagt, „Was braucht Ihr Euren Vater anrufen oder zu ihm hingehen? Er kümmert sich nicht. Ihr seht es ja."*

v. Boch-G.: *Der Vater wurde also abgewertet.*

F: *Ja! Sie sagte, „Er hat auch keinen Platz für Euch und hat jetzt eine andere Frau, da stört Ihr nur."*

v. Boch-G.: *Was mich wundert: Sie haben irgendwann dann angefangen, Ihren Vater selbst abzulehnen, ohne dass Ihre Mutter etwas gesagt hat.*

F: *Ja, natürlich! Weil er ja nicht angerufen hat. Er hatte es einige Male versucht, aber meine Mutter hat uns verleugnet. Sie hat immer gesagt, wir seien nicht da. Ich habe mit meinem Vater, bevor er an Krebs starb, im letzten halben Jahr ein bisschen darüber geredet. Da hat er mir erklärt, er habe Briefe geschrieben und er habe telefoniert. Das muss meine Mutter alles abgefangen haben. Dann hat er es aufgegeben.*

v. Boch-G.: *Sie haben dann mit ihrem Vater Kontakt aufgenommen, 14 Jahre später, als er im Krankenhaus war. Eigentlich haben Sie selbst den Kontakt ja abgelehnt.*

F: *Ich habe ihn ja nicht am Telefon gehört. Zwar habe ich – immer wieder – darauf gewartet „Vielleicht ist er das ja mal", aber er war es nie. Also manifestiert sich das, was die Mutter rüberbrachte. „Er will Euch nicht, sonst würde er ja anrufen."*

v. Boch-G.: *Die Mutter schob sich also in der Realität dazwischen. Der Vater meldete sich zwar einige Male, aber das kam bei Ihnen nicht an, sodass Sie die Überzeugung entwickelten, „Er will von mir nichts wissen."*

F: *Richtig! Und dass er auch böse auf uns ist. Das war zum Teil recht schlimm. Es war ganz schwierig.*

v. Boch-G.: *Haben Sie sich mit Ihren Brüdern ausgetauscht, was den Vater anging – Sie drei?*

F: *Mein jüngster Bruder war ein Mutterkind. Er war der Liebling meiner Mutter, würde ich mal sagen. Für den war das o. k. Und mein älterer Bruder war der Liebling meines Vaters. Er hat also dann meinen Vater nachgemacht. Wenn mein Bruder heimkam und der Schlüssel sich drehte, hat man überlegt, kommt jetzt der Vater oder kommt der Bruder?*

v. Boch-G.: *Er spielte den großen Mann, den Herrn im Hause?*

F: *Ja! Und meine Mutter regte sich darüber fürchterlich auf. Jedesmal, wenn er den Vater imitierte, hat er gesagt, er haue jetzt ab und gehe zu ihm. Meine Mutter sagte dann: „Geh doch hin, er will dich eh nicht mehr." Und so hat sie Unsicherheit verbreitet.*

v. Boch-G.: *Sie haben gerade erzählt, dass Ihr Vater 14 Jahre später an Krebs erkrankte und Sie ihn dann im Krankenhaus kontaktierten. Wie haben Sie denn davon erfahren?*

F: *Mein ältester Bruder war auf Besuch bei meinem jüngsten Bruder und der hat ihm das so beiläufig erzählt. Dieser Bruder hatte ja Kontakt zu ihm. Er hatte nur 6 Jahre keinen Kontakt zu ihm. Er ist ausgezogen und dann hatte er sofort Kontakt. Wenn er zu uns kam, z. B. bei Familienfeiern, dann ist er gekommen und sagte zu mir: „Ich soll Dir einen schönen Gruß vom Vater sagen, Du kannst ihn besuchen." Dann hat meine Mutter gesagt: „Aber wehe, wenn Du das machst!"*

v. Boch-G.: *Es gab also nur ein dafür oder dagegen?*

F: *Ja genau! Ich war ja ein Jahr jünger als er, ich war mittlerweile 19 Jahre und mit 23 bin ich ausgezogen, habe dann geheiratet. Es vergingen also noch 4 Jahre, in denen ich mich nicht getraut habe.*

v. Boch-G.: *Sie sind mit 23 Jahren bei der Mutter ausgezogen und haben dann geheiratet.*

F: *Ja, genau. Und mit 27 habe ich meinen Vater aufgesucht.*

v. Boch-G.: *So tief saß die negative Prägung?*

F: *Richtig! In meinem ganzen Leben ist es mir nie mehr passiert, dass ich mich nicht getraut habe, etwas zu tun,*

	was ich mir sehr wünschte. Normalerweise tue ich das auch, was ich mir sehr wünsche. Es musste also ganz tief in mir etwas passiert sein, dass ich mich nicht traute.
v. Boch-G.:	*War das eine Angst oder eine Überzeugung, dass er ein böser Mann ist?*
F:	*Ja, das war eine Überzeugung! Denn meine Mutter hatte immer zu mir gesagt: „Männer sind alle gleich" – nach dem Motto „Männer sind Schweine."*
v. Boch-G.:	*Der ältere Bruder hatte ihnen berichtet, Ihr Vater liege im Krankenhaus und sei sterbenskrank. Was hat dann bewirkt, dass Sie sich schließlich doch getraut haben? Sie waren 27, vier Jahre verheiratet und hatten schon zwei Kinder.*
F:	*Für mich war das wie ein „Schwamm im Kopf". In den vier Jahren, in denen ich verheiratet war, hatte ich mir immer wieder Gedanken darüber gemacht. „Ich gehe da jetzt hin, ich möchte da hin." Meine Mutter hat mich immer wieder einmal ausgefragt, ob ich nun schon dort war.*
v. Boch-G.:	*Das war wie eine Drohung: „Wehe, Du gehst zu ihm."*
F:	*Ja, genau! – Dann brauchst Du nicht mehr zu mir zu kommen!*
v. Boch-G.:	*Bis ins fortgeschrittene Erwachsenenalter?*
F:	*Ja! Als ich das hörte, habe ich gewusst: Ich muss zu ihm hin. Die Ängste habe ich einfach irgendwie überwunden und habe ihn dann besucht. Er hat sich ganz, ganz arg gefreut, dass er mich sieht. Er hat mich auch sofort erkannt (nach 14 Jahren). Ich ihn auch. Beim 1. Mal ist es ihm nicht so gut gegangen, beim 2. Mal hatten sie ihm Morphium gegeben. Dann habe ich zu ihm gesagt, „Warum hast Du Dich nie bei uns gemeldet, ich habe dich immer vermisst?" Und dann hat er gesagt: „Ich habe es Deinem Bruder schon gesagt. Ich habe telefoniert, ich habe geschrieben. Was sollte ich noch tun? Eure Mutter hat es nicht gewollt, es*

ist abgeblockt worden.“ Ich habe ihm gesagt, dass ich es einfach ganz schlecht fand, dass das so gelaufen ist.

v. Boch-G.: *Gab es am Anfang dieser ganzen Entwicklung irgendeine Intervention des Jugendamtes oder des Familiengerichtes? Eine Umgangsregelung etwa?*

F: *Ja, es ging zum Familiengericht. Damals war es aber noch so, da wurde über Schuld und Nichtschuld entschieden. Da mein Vater eine andere Frau hatte, war er schuld und meine Mutter bekam das Sorgerecht und alle Vollmachten für uns. Mein Vater hatte gar nichts.*

v. Boch-G.: *Auch keine Umgangsregelung?*

F: *Ich denke, er hat es vielleicht für uns gemacht. Aber dieser eine Satz „Vielleicht verstehst Du es einmal, wenn Du erwachsen bist. Ihr hättet nie Ruhe bekommen“, besagt sehr viel.*

v. Boch-G.: *Waren Sie enttäuscht, dass er nicht mehr gemacht hat?*

F: *Ja, am Anfang! Bis ich ihn gesehen habe, war ich enttäuscht und voller Wut, also die ganz Palette der negativen Gefühle, die man einem anderen Menschen rüberbringt. Denn man fragt sich: „Warum musste das so laufen? Ich kann doch wirklich nichts dafür.“*

v. Boch-G.: *Als Kind?*

F: *Ja, als Kind! Aber als ich ihn gesehen habe, als ich ihn habe sprechen hören und er versucht hat, mir das zu erklären, da waren die Gefühle von Enttäuschung und Wut wie weggeblasen.*

v. Boch-G.: *Die Wut war weg?*

F: *Es war alles weg, alles! Als hätte es dies nie gegeben.*

v. Boch-G.: *War dann ein Verständnis da? Es war ja eine reale Situation, sie saßen ja vis à vis von ihm.*

F: *Dann hat er mich gefragt, ob ich ihm verzeihen kann; und dann habe ich gesagt: „Ja, das ist jetzt halt so wie es ist.“ Und dann hat er gesagt: „Wir machen das jetzt alles ganz anders.“ Und ich sagte: „Wenn wir noch Zeit dazu haben – ja gerne.“*

v. Boch-G.: *Wie viel Zeit hatten Sie noch mit ihm?*

F: *Ein halbes Jahr. Wir hatten dann eine sehr intensive Zeit, zweimal in der Woche. Es war eine schöne Zeit! Ich möchte sie nicht missen!*

v. Boch-G.: *Und wie ist es für ihre beiden Brüder ausgegangen? Der ältere Bruder hat ja den Kontakt direkt aufgenommen nach dem Auszug von seiner Mutter. Wie hat er das dann mit der Mutter gehalten?*

F: *Ja, er war böse mit ihr. Er sagte: „Du bist daran schuld." Er hat die Schuldfrage herumgedreht und meinte: „Du bist daran schuld, dass ich den Vater nicht sehen konnte." – Anschließend hat er den Kontakt zu meiner Mutter abgebrochen.*

v. Boch-G.: *Lebt Ihre Mutter noch?*

F: *Ja! Er schreibt ihr einmal im Jahr zum Geburtstag und damit hat sich's. Es ist kein persönlicher Kontakt.*

v. Boch-G.: *Wie ist es für den jüngeren Bruder ausgegangen?*

F: *Er war wohl auch im Krankenhaus. Aber er war emotional am distanziertesten vom Vater. Ich habe ihn 2 Mal mit meinem Vater zusammen erlebt. Sie waren wie zwei Fremde, sie haben emotional nicht mehr zueinander gefunden. Er stand zu seiner Mutter. Er hat das – glaube ich – auch nie tiefer verstanden. Ich habe es einmal angesprochen, dass meine Mutter zu mir als Erwachsener meinte, ich müsste doch intensivere Empfindungen für sie haben. Mein Bruder hat mir auch einmal vorgehalten: „Du behandelst unsere Mutter immer so abweisend. Sie hat doch Alles für uns getan." Und dann habe ich zu ihm gesagt; „Du, da gibt es ein paar Dinge, die kann ich einfach nicht vergessen. Das ist die Sache mit meinem Vater. Meinem Vater konnte ich verzeihen, aber das kann ich bei meiner Mutter nicht."*

v. Boch-G.: *Haben Sie das Gefühl, das ist so wie eine Amputation gewesen?*

F: *Ja, eine emotionale, absolut! Und das hätte nicht sein müssen.*

v. Boch-G.: *Wie geht es dem jüngsten Bruder heute als Erwachsener?*

F: *Er sagt, es gehe ihm gut. Er hat den Vater nicht mehr gesehen. Er hat ihn auch nicht vermisst, er findet das alles gut so, wie es ist.*

v. Boch-G.: *Ist er zur Beerdigung gegangen?*

F: *Ja, aber vorher hat er ihn noch einmal gesehen. Aber es kam kein emotionaler Kontakt mehr zustande. Er hat ein Superverhältnis mit seiner Mutter, die sind weiter sehr eng miteinander verbunden. Ich hingegen, fühle meiner Mutter gegenüber eine Fremdheit und eine Distanz. Ich denke, dass niemand das Recht hat, sein Kind so zu manipulieren. Als Kind hat man ja den Vater erlebt und das wird dann alles so realitätsfremd.*

v. Boch-G.: *Es wird dem Kind eine verdrehte Wahrheit vermittelt. Sie haben mit Ihrem Vater eigentlich gute Erfahrungen gemacht, als sie klein waren?*

F: *Es war o. k. – wie man es halt so mit den Eltern hat.*

v. Boch-G.: *Er hatte diese andere Frau und trennte sich von Ihrer Mutter. Aber er war kein Bösewicht, wie die Mutter es dann vermittelt hat.*

F: *Auf keinen Fall! Und das – denke ich - steht immer zwischen uns.*

v. Boch-G.: *Weil es eine so tief greifende Beeinträchtigung darstellt.*

F: *Da ist bei mir so die Wut drin. Das darf man nicht machen, weil man den Kindern die freie Entscheidung, wen sie lieben und besuchen dürfen, wegnimmt. Das ist doch ihr Vater! Das Kind ist ja ein Stück von Vater und Mutter. Man wird wirklich amputiert! Gut, wenn man erlebt, dass der Vater betrunken und gewalttätig ist, dann ist es gut, wenn man von der Mutter Unterstützung hat und mit ihr darüber reden kann! Aber wenn nichts passiert ist – nur so aus Hass heraus – und die Kinder dann benutzt werden - das finde ich ganz übel!*

v. Boch-G.: *Sie erwähnten eben das Stichwort „Manipulation". Das ist ja heutzutage eine Debatte: Kinder, die einen Elternteil ablehnen, – so sagt man – hätten einen Loyalitätskonflikt und seien hin- und hergerissen. Aber was Sie eben ge-*

schildert haben, hat ja doch noch einen anderen Aspekt. Das ist noch etwas anderes – Stichwort: Manipulation. Könnten Sie erklären, was Sie da erlebt haben?

F: *Man wird so „hingebogen". Ich glaube nicht, dass man als Kind einen Loyalitätskonflikt hat, wenn man bei einem Elternteil lebt und den anderen im regelmäßigen Rhythmus sieht. Ich hätte mich gefreut, wenn ich meinen Vater gesehen hätte. Ich habe das bei meinem jetzigen Mann erlebt: Wenn die Kinder kommen, wie freudig sie die Treppen herauflaufen – „Ach Papa, wir freuen uns, Dich zu sehen."*

v. Boch-G.: *Dass es bei Ihnen so weit kam, dass Sie 14 Jahre lang jeglichen Kontakt selbst abgelehnt haben – auch als erwachsene Frau noch –, hing womit zusammen?*

F: *Es war z. B. dieses komische Gefühl im Magen, die Mutter zu verraten, wenn wir jetzt zum Vater gingen. Denn sie stellte es so dar, als hätte sie alles für uns getan und wir wären undankbar, wenn wir sozusagen die Seiten wechselten.*

v. Boch-G.: *Sie haben ja dann eine Überzeugung entwickelt, die zum Selbstläufer wurde, dass der Vater ein Bösewicht sei. Wie verinnerlicht man so eine Einstellung, obwohl man zunächst mit dem Vater bis zum 13. Lebensjahr gute Erfahrungen gemacht hat? Wie kommt das?*

F: *Das kommt einfach zustande, indem man mit einem Elternteil Tag und Nacht zusammen ist und wir haben dann natürlich viel über unsere Probleme gesprochen. Aber das „Darübersprechen" war mehr oder weniger ein Ausfragen, ob unsere Gefühle für die Mutter noch so vorhanden sind, wie sie es gerne hätte, damit wir ihr nicht entgleiten. Und da hat sie schon kräftig mitgewirkt, wenn sie uns z. B. gefragt hat, wie es uns gehe. Wir durften auch in der Schule nichts davon erzählen, dass unser Vater weg ist.*

v. Boch-G.: *Haben Sie sich daran gehalten?*

F: *Ja, ein Jahr lang. Dann bin ich in eine andere Schule gekommen, dort habe ich es dann gesagt. Da wollte ich einfach nicht mehr lügen. Am Anfang hatten mich meine Freundinnen noch gefragt, wo mein Vater sei – er sei bestimmt fortgegangen. Und ich habe immer gesagt: „Nein, der ist nicht weg, nur auswärts." Alle möglichen Dinge habe ich mir einfallen lassen. Als ich die Schule gewechselt habe, habe ich mir gesagt: „Nein, das mache ich nicht mehr." Und dann habe ich auf die Fragen gesagt: „Meine Eltern sind getrennt." Das war für mich sehr befreiend. Ich hatte auch unheimliches Verständnis von Seiten der Lehrer. In der Zeit gab es ja fast niemanden, wo die Eltern getrennt waren. Das habe ich dann als eine Erleichterung empfunden.*

v. Boch-G.: *In dem halben Jahr, als Ihr Vater so krank war und das Sie beide noch hatten, um emotional in Kontakt zu kommen, wissen Sie, wie das für Ihren Vater war, diese 14 Jahre? Hat er dazu etwas gesagt?*

F: *Ja! Es muss für ihn sehr schlimm gewesen sein, dass er nichts von uns gesehen und gehört hat. Er hat gesagt, nachdem er ein halbes Jahr weg war und die Post immer wieder zurückkam: „Jetzt lasse ich es. Vielleicht kommen sie, wenn sie erwachsen sind."*

v. Boch-G.: *Hat er noch einmal geheiratet?*

F: *Ja, aber es war für ihn sehr schwer. Das habe ich ihm auch abgenommen.*

v. Boch-G.: *Wie lang waren Sie in 1. Ehe verheiratet?*

F: *Ich war 19 Jahre verheiratet. Mein Mann ist psychisch krank, er hat eine Schizophrenie. Das war für mich unerträglich. Die zwei Kinder sind jetzt erwachsen und wohnen bei mir. Ich habe sie immer zu meinem damaligen Mann hingefahren, denn ich wollte es anders machen, als ich es erlebt hatte.*

v. Boch-G.: *Wie alt waren Ihre Kinder damals?*

F: *Meine Tochter war 15, mein Sohn 17 Jahre.*

v. Boch-G.: *Als wir uns erstmals begegneten, war Ihr jetziger Mann in einem Vortrag über PAS. Was ist da in der Situation Ihres 2. Mannes passiert? Und wie ist es weitergegangen?*

F: *Mein jetziger Mann ist ein ganz liebevoller Vater. Das habe ich im Umgang mit meinen leiblichen Kindern nicht erfahren können. Ich fand es immer schlimm, dass er von seinen drei Söhnen so eklig behandelt wurde.*

v. Boch-G.: *Wie ist da die Geschichte? Als wir uns damals trafen, war es so, dass Sie auf dem Hintergrund Ihrer eigenen Entfremdungs-Geschichte einen Mann trafen, der selbst von seinen Kindern entfremdet wurde.*

F: *Als ich ihn kennen lernte, habe ich gemerkt, dass irgendetwas „komisch" ist. Und das „Komische" hat mich dann an meine Situation erinnert.*

v. Boch-G.: *Sie haben die Kinder erlebt, wenn sie zum Umgang kamen?*

F: *Ja, mein Mann war da schon getrennt und die Kinder sind alle 14 Tage für ein ganzes Wochenende gekommen. Das hat er so gewollt und sie kamen.*

v. Boch-G.: *D. h., Sie hatten dann alle 14 Tage ihre beiden leiblichen Kinder, Ihren Mann und dessen Kinder im Haus.*

F: *Sie waren 14, 12 und 7 Jahre alt.*

v. Boch-G.: *Also fast eine Situation, wie Sie sie erlebt hatten in Ihrer 3er Gruppe.*

F: *Ganz genau! Es war so komisch, wenn die Kinder da waren. Ich habe mich gefragt „Warum ist das so komisch für mich?" Dann habe ich die Kinder gefragt, warum sie ihrem Vater keinen Respekt entgegenbringen und warum sie so garstig seien, z. B. wenn ihr Vater etwas gekocht hatte. Manchmal machten sie sich auch über verschiedene Dinge bei ihrem Vater lustig (z. B. hatte er ein kleines Auto und sie meinten dann „Du kannst dir wohl nichts Besseres leisten"). Da habe ich gefragt: „Gefällt es Euch hier nicht?" „Doch, es gefällt uns schon." Ich fragte weiter: „Kommt ihr eigentlich freiwillig hierher? Wollt ihr kommen oder wollt ihr nicht kommen?" „Doch! Wir freuen uns schon, wenn eine Woche rum ist, auf die nächste."*

v. Boch-G.: *Wenn sie da waren, waren sie aber frech und ablehnend.*

F: *Die ersten vier Stunden waren sie ablehnend, dann löste es sich auf. Sie wurden gebracht und wir haben sie wieder zurückgefahren. Nach ca. einem viertel Jahr gingen sie sehr ungern zur Mutter zurück. Sie zogen die Atmosphäre bei uns vor, denn wir haben die Dinge nicht schön geredet und die Probleme der Kinder ernst genommen. Das war und ist bis heute bei ihrer Mutter nicht möglich.*

v. Boch-G.: *Gab es einen gerichtlichen Beschluss?*

F: *Erst noch nicht, dann schon.*

v. Boch-G.: *Wie entwickelte es sich dann weiter?*

F: *Wir sind damals zu Ihrem Vortrag gegangen, weil mein Mann auch meinte, er habe das Gefühl, die Kinder würden aufgehetzt. Sie seien anders als sonst. Sie waren immer ganz still, als wir sie nach dem Umgang heimfuhren. Und dann haben wir den Großen einmal eine ganze Woche bei uns gehabt. „Bei euch ist es so schön. Ich würde so gerne bei euch sein." Und dann sagte meine Tochter: „Dann bleib halt hier." – „Das trau' ich mich nicht." „Aber wenn die Möglichkeit bestünde, würdest Du dann rüberziehen zum Vater?" Über das Jugendamt wurde dann vereinbart, dass er es probeweise für ein halbes Jahr versuchen sollte.*

v. Boch-G.: *Das lief nur auf der Jugendamtsebene, nicht auf Gerichtsebene?*

F: *Nein, nur auf Jugendsamtsebene. Und der Große hat dann gesagt, „Ja, kann ich mir vorstellen, würde ich gerne tun." Und der 2. hat dann im Nachhinein gesagt „Wenn mein Bruder das so schnell entscheidet, dann hat es ihm gefallen, dann gefällt es mir auch. Ich geh' da jetzt einfach mitgucken." Dieser Sohn kam dann auch. Den Kleinen hat seine Mutter dann gefragt „Und du möchtest mich doch nicht auch verlassen, oder?" – Und der ist dann bei ihr geblieben.*

v. Boch-G.: *Der Umgangskontakt wurde nie völlig abgebrochen? Oder gab es da eine Phase, wo er nicht stattfand?*

F: *Doch, ein viertel Jahr! Da haben die Kinder sehr gelitten und mein Mann auch.*

v. Boch-G.: *Aber das, was sie von der Situation der drei Kinder Ihres Mannes schildern, ist ja nicht ganz vergleichbar mit der Situation, die sie erlebt haben. Sie haben ja jeglichen Kontakt abgebrochen. Im Wesentlichen aufgrund des Verhaltens Ihrer Mutter, während die drei Kinder Ihres Mannes sehr viel milder reagierten; das kippte nie ganz weg zu einer radikalen Ablehnung, bis zuletzt bei dem jüngsten Sohn Ihres Mannes als 20-Jährigem.*

F: *Trotzdem hatten auch diese Kinder einen absoluten Realitätsverlust, denn eine Woche waren sie bei uns und das nächste Wochenende waren sie dann drüben bei ihrer Mutter, damit der Kleine jedes Wochenende seine Brüder um sich hatte. Das hat nicht funktioniert.*

v. Boch-G.: *Jetzt muss ich nachfragen: Aufgrund der Jugendamts-Aussprache kamen die beiden älteren Jungen zum Vater für ein halbes Jahr und der Kleine blieb bei seiner Mutter. Sie haben sich jedes Wochenende gesehen, weil Sie die beiden Jungs rübergefahren haben; dann am folgenden Wochenende waren alle drei bei Ihnen?*

F: *Das funktionierte nicht, denn die Mutter versuchte in dieser Zeit massiv, die beiden älteren Söhne zurückzuholen. Wenn die Kinder erzählt haben, wie schön es bei uns ist und was sie alles mit uns erlebten, dann sagte sie: „Wartet nur mal ab, das wird noch anders werden." Ich habe viel mit dem Ältesten geredet. Der erzählte mir das, irgendwann hat er sich geöffnet. Er sagte: „Nein, du weißt gar nicht, wie das ist. Ich möchte gar nicht mehr rübergehen." Er ist dann ein Jahr nicht mehr zu seiner Mutter gegangen.*

v. Boch-G.: *Er wurde also von seiner Mutter bearbeitet?*

F: *Aber wie – ganz massiv! Die Mutter sagte z. B.: „Die haben halt mehr Geld und das ist alles nur vorgespielt, wartet nur mal ab, es wird alles anders werden." Sie hat ihnen nicht geglaubt und alles, was die Kinder er-*

zählten, hat sie schlecht gemacht. Als der älteste Sohn zu uns zog, war er 18 Jahre alt.

v. Boch-G.: *So lange hat er sich beeinflussen lassen?*

F: *Ich konnte ihn ja verstehen – denn ich war damals noch älter gewesen –, dass er in einer Zwickmühle war. Jedesmal, wenn er zu seiner Mutter sollte, meinte er: „Muss ich denn rüber?“ Irgendwann habe ich zu meinem Mann gesagt: „Er ist jetzt volljährig, wir können ihn nicht mehr zwingen.“ Dann ist er nicht mehr rübergegangen und das hat seine Mutter uns angekreidet. In dem Jahr hatte er keinen Kontakt mehr mit ihr. Ich hatte den Eindruck, man hatte ihm das Gefühl amputiert. Er durfte das nicht fühlen, was er gefühlt hat. Er musste das fühlen, was sie ihm vorgegeben hat.*

v. Boch-G.: *Eine verzerrte Wahrnehmung.*

F: *Der jüngste Sohn, da haben wir Tragödien erlebt. Er wollte auch bei uns bleiben, aber das Jugendamt hat gesagt: „Nein, das geht nicht! Da wird sie dann alles tun, um alle Kinder wieder zurückzukriegen.“ Ob die Kinder natürlich vor Gericht Ihrer Mutter ins Gesicht gesagt hätten „Wir wollen das nicht …“? Der Kleine blieb als „Bauernopfer“ bei seiner Mutter. Und die anderen blieben bei uns, bis sie ausgezogen sind, S. mit 25 und M. mit 23 Jahren.*

v. Boch-G.: *Wie verstanden sich Ihre leiblichen Kinder mit denen Ihres Mannes?*

F: *Sehr gut! Sie haben eine ganz innige Beziehung, wie Geschwister.*

v. Boch-G.: *Und der jüngste Sohn Ihres Mannes? Wie war das für ihn gewesen?*

F: *Für ihn war es, glaube ich, ganz furchtbar schlimm. Wenn er alle 14 Tage bei uns war, hat er geweint „Ich will nicht zurück. Warum schickt ihr mich zurück? Ihr mögt mich nicht. Ich will nicht zur Mama.“*

v. Boch-G.: *Er wäre gerne geblieben?*

F: *Meinem Mann hat es jedesmal fast das Herz zerrissen, dass der Jüngste so ungerne zur Mutter zurückging und er nichts dagegen tun konnte. Der Mittlere ist ja dann auch nicht mehr so oft rübergegangen zu seiner Mutter, alle Monat mal. Ihm war das auch zu viel. Und ihre Verwandten haben die Kinder dann angefeindet und gesagt: „Wir sind sehr enttäuscht, ihr habt eure Mutter verlassen. Das hätten wir nicht von Euch gedacht."*

v. Boch-G.: *Was ist dann aus dem jüngsten Sohn geworden, als einzigstes Kind bei seiner Mutter?*

F: *Der Jüngste hat keinen emotionalen Draht mehr zu meinem Mann. Er hat ihn vor 2 Jahren angerufen und hat gesagt, er wollte nichts mehr von ihm wissen, er möchte nichts mehr von ihm sehen und hören – Er ist jetzt 22 Jahre alt.*

v. Boch-G.: *D. h. er hat den Kontakt zu Ihrem Mann, seinem Vater, abgebrochen. Was denken Sie, spielt bei ihm dabei eine zentrale Rolle? Das klingt ja so, als ob er sich verlassen fühlt, dass er als Einziger nicht bleiben durfte und immer wieder zurückmusste.*

F: *Wir haben versucht, es ihm zu erklären, aber irgendwie funktionierte das nicht. Die anderen beiden Söhne meinten, dass seine Mutter ihn für eine Art „Rachefeldzug" benutzt habe, weil sie bei uns waren. Sie wollte nicht, dass der jüngste Sohn Kontakt mit seinem Vater hat.*

v. Boch-G.: *Hat der Jüngste zu seinen beiden Brüdern Kontakt? Oder hat er diesen auch abgebrochen?*

F: *Nein, den hat er nicht abgebrochen. Die beiden sagen ihm auch, wenn sie denken, dass es nicht stimmt, was er über seinen Vater sagt – aber das hört er gar nicht.*

v. Boch-G.: *Haben Sie mit der ehemaligen Frau Ihres Mannes, der Mutter der drei Söhne, Kontakt?*

F: *Nein, sie blockt alles ab. Es ist ganz schwierig. Sie sieht gar nicht ein, dass sie irgendetwas falsch gemacht hat.*

v. Boch-G.: *Es sind zwei sehr unterschiedliche Situationen. In der Situation Ihres Mannes ist es milder verlaufen. Was auf die Kinder durchgeschlagen hat, hat diese zwar verletzt,*

	aber sie konnten den Kontakt zu beiden Eltern bzw. zueinander immerhin noch halten.
F:	*Der Große hat jetzt eine Freundin, die vom Typ her emotional wie seine Mutter ist und da spüren wir, dass er ihr gegenüber nicht offen über diese Dinge redet. Man merkt manchmal, dass er – wenn er erzählt – in die alten Verhaltensmuster hineinfällt. Und der zweite ist felsenfest überzeugt – vor vier Wochen hat er noch eine SMS geschrieben –, dass er froh ist, dass er bei uns hat leben können. Denn sonst wäre nicht das aus ihm geworden, was aus ihm geworden ist.*
v. Boch-G.:	*Hat die Mutter nochmal geheiratet?*
F:	*Nein, aber sie hat einen Freund.*
v. Boch-G.:	*Wenn Sie auf Ihre eigene Lebensgeschichte schauen: Haben Sie das Gefühl, dass das doch eine sehr prägende Erfahrung war?*
F:	*Ja sehr! Ich denke, wenn ich mich nicht tief greifend damit beschäftigt hätte, wäre ich nicht so unbeschadet herausgekommen.*
v. Boch-G.:	*Haben Sie eine Therapie gemacht?*
F:	*Nein.*
v. Boch-G.:	*Wie haben Sie das bewältigt?*
F:	*Ich habe immer wieder Menschen kennengelernt, die mir ein Stück weitergeholfen haben und mir gesagt haben: „Das liegt nicht an Dir, du hast keine Schuld, das ist Lebensschicksal."*
v. Boch-G.:	*Was hat Sie in den Film von Herrn Wolfsperger über die Entfremdungsproblematik gebracht?*
F:	*Ich dachte, ich gehe jetzt einmal hinein! Wir sind ja doch ganz weit entfernt von dieser Situation. Unsere Kinder sind alle erwachsen und wir schauen einfach mal, ob man heute schon weiter fortgeschritten ist als damals. Ich war erschüttert, als der Regisseur äußerte, er habe seiner Tochter sagen müssen, dass er sich jetzt von ihr verabschiedet, weil er es nicht ertragen kann, dass sie in diesem Loyalitätskonflikt zwischen ihren Eltern steht.*
v. Boch-G.:	*Wie alt sind Sie jetzt?*

F: *57 Jahre.*

v. Boch-G.: *D. h. die Geschichte, die Sie erlebt haben, ist 44 Jahre alt.*

F: *Ja!*

v. Boch-G.: *Das ist schon eine sehr intensive, prägende Erfahrung! Ich habe den Eindruck, dass sie irgendwie einen Weg gefunden haben, um das Ganze abzurunden und nicht daran zu zerbrechen. Und dass Sie auch mit Ihrem Vater eine Versöhnung zustande gebracht haben.*

F: *Das ist ein gesellschaftlich heikles Thema und man tritt halt vielen Menschen damit auf die Füße! Vielleicht ist es auch die Hilflosigkeit der Gesellschaft, mit diesem Problem umzugehen.*

v. Boch-G.: *Vielen Dank für das offene Gespräch.*

d) Katrin Behr

Am 25. April 2009 fand in Würzburg eine Podiumsdiskussion zum Welttag der Eltern-Kind-Entfremdung statt. Veranstalter waren das Blindeninstitut Würzburg und der Verein PAS-Eltern (www.pas-eltern.de). Dort berichtete Frau Katrin Behr aus Gera (in der ehemaligen DDR), die sich als „Opfer von Zwangsadoption" und als „Opfer von 19 Jahren Entfremdung und Kontaktabbruch zu ihrer leiblichen Mutter" vorstellte, aus ihrer Lebensgeschichte (diese veröffentlichte sie im August 2011 auch als Buch).[141]

Was Frau Behr als heute erwachsene Frau über Langzeitfolgen von *erzwungener Beziehungsruptur, Entfremdung, Programmierung* und *Indoktrination* schilderte, entspricht den Erfahrungen, die auch von erwachsenen Scheidungskindern wiedergegeben werden, die an den Folgen von induzierter Entfremdung (PAS) leiden.[142] Deswegen wurde ihr Beitrag hier mit aufgenommen.

Zusammen mit meinem Bruder bin ich mit 4 Jahren in ein Kinderheim gekommen, dann wurde ich in einer Pflegefamilie untergebracht. Meine Mutter war politisch „nicht zuverlässig". Danach kam ich wieder zurück ins Heim, weil meine Mutter gesagt hatte, sie komme wieder. Also stand für mich fest, dass sie wiederkommt. Dann war plötzlich mein Bruder weg, ich kam in die nächste Pflegefamilie, die mich abrupt umerziehen wollte: Pumpernickel, Buttermilch,

Sauna, obwohl ich das alles gar nicht kannte – Katastrophe hoch 10: Man kommt zurück, die Oma erscheint und dann denkt man „Gott sei Dank, der Alptraum ist jetzt zu Ende." Aber die Oma kam und sagte: „Es ist nicht zu Ende, nur die alte Familie ist zu Ende."

Ich kam wieder in eine neue, eine systemkonforme Pflegefamilie. Dort wurde mir dann suggeriert: „Wenn Du jetzt wieder zurückkommst, musst Du für immer in dem Heim bleiben." Diese Vorstellung war für mich unvorstellbar. Also bin ich bei dieser Familie geblieben und habe mich einfach arrangiert. Ich habe mich zurückgezogen, sehr introvertiert, habe viel gelesen. Dann kam in der Pflegefamilie ein eigenes Kind. Plötzlich war ich mit 10 Jahren eine Art „Ersatzmutti" für dieses Kind. Mit 20 Jahren war ich fertig ausgelernte Krankenschwester. Aber ich war leer, komplett leer. Es ging nichts mehr, ich habe nur funktioniert. Dann dachte ich: „Ich gründe eine eigene Familie." Ich habe dann selbst zwei Kinder bekommen, die sind mittlerweile erwachsen. Aber man kann nicht Familien und Beziehungen einfach so austauschen oder durch neue ersetzen. Das funktioniert nicht!

Leider habe ich dann selbst (wie viele von Ihnen) eine konflikthafte Scheidung erlebt, sodass ich jetzt auch von der anderen Seite mitreden kann. Meine Akkus waren so weit heruntergeschraubt, d. h. ich war psychisch so am Ende, dass ich zusammengebrochen bin und ins Krankenhaus kam. Ich habe zu den Ärzten gesagt: "Lasst mich doch einfach sterben, ich kann nicht mehr, ich will nicht mehr, ich habe keinen Mut mehr." Das Einzige, was mich gehalten hat, waren meine Kinder und der Gedanke an sie. Das war dann auch der Zeitpunkt, als mir klar wurde, entweder machst Du jetzt weiter so und lässt weiter auf Dir herumtrampeln oder Du fängst an, dich zu wehren. Das habe ich dann gemacht. Es gibt von mir ein Foto (eigentlich mag ich keine Bilder von mir), aber dieses Foto fand ich so bezeichnend und ich schau es mir ab und zu wieder mal an: Die Frau auf diesem Foto (sie ist erst 28 Jahre alt) sieht 10 Jahre älter aus und ohne Leuchten in den Augen. Das war ein entscheidender Eindruck für mich und mir wurde klar „Das geht so nicht!" Vor zwei Jahren habe ich dann intensiv begonnen, mich mit dem Thema: Identität *und* Identitätssuche *zu beschäftigen. Man schiebt dieses Thema immer wieder weg. Man ist mit der Vorstellung aufgewachsen: Die*

Mutter hat sich nicht gekümmert, warum sollte ich mich dann um die Mutter kümmern? Das wurde einem so suggeriert. Auf der anderen Seite ist man neugierig. Man fragt sich: "Woher kommst Du?" „Wer bist Du?" Dann kommt wieder der Verstand und sagt „Weg mit diesen Gedanken!" Irgendwann habe ich mich dann aufgerafft, meine Mutter zu suchen. Ich habe sie letztlich auch nach 19 Jahren gefunden, aber vor mir stand eine gebrochene Frau, weil sie den Verlust ihres Kindes damals nie richtig verarbeitet hat. Ich war das einzige Mädchen, sozusagen eine kleine Prinzessin. Da ist mir erst einmal so richtig bewusst geworden: Nicht nur ich habe Leid erlebt, sondern sie genauso, dadurch, dass wir über viele Jahre keinerlei Kontakt hatten! Ich saß immer zwischen zwei Stühlen: hier die Adoptivfamilie und da die leibliche Mutter. Die Adoptivfamilie sagte später immer: „Aber wir haben doch alles für dich getan. Wir waren immer für Dich da." Also sagte ich mir „Ja, o. k., die haben dich ja aus dem Heim geholt." Zwar sagten die Adoptiveltern oft, ich sei sehr teuer, also dachte ich, ich müsste dankbar sein. Aber man entwickelt eine falsche Dankbarkeit, denn einer hat sich für den anderen aufgeopfert. Das klingt jetzt zynisch, aber es ist nicht so gemeint. Es ist wirklich makaber, ich kann jetzt darüber lachen, aber wenn ich in die Tiefe meiner Gefühle ginge, weiß ich nicht, ob ich nicht vielleicht doch heulen würde! Was hat diese verdrehte Situation mit mir gemacht?

Vor 1 ½ Jahren bin ich schließlich zum Jugendamt gegangen, obwohl ich diese Institution nie leiden konnte. Ich kann mich nicht bewusst daran erinnern, vorher irgendetwas mit dem Jugendamt zu tun gehabt zu haben. Ich habe dort in die Akten hereingeschaut und festgestellt, dass meine Mutter der Adoption nie zugestimmt hat und dass ich tatsächlich zwangsadoptiert wurde. Leider ist die Gesetzeslage so, dass das Jugendamt diese Unterlagen nicht herausgibt. Ich hätte gerne eine Kopie gehabt. Schließlich bin ich herausgegangen und war sehr, sehr wütend. Über Jahre war ich auf meine leibliche Mutter wütend, die ja gar nichts dafür konnte. Und dann ist diese Wut schlagartig umgeschlagen. Ich kannte solche Gefühle gar nicht. Ich hätte alles kleinschlagen können.

Ich habe im Internet sehr viel recherchiert. „Das gibt es doch nicht", dachte ich, „dass du die einzige bist. Da muss es doch noch andere geben, denen es auch so ergangen ist." Ich habe dann ähnlich Betroffene gefunden und habe mich entschlossen, die Web-Seite www.zwangsadoptierte-kinder.de *aufzubauen. Tatsächlich stellte sich heraus, dass ich nicht die einzige Betroffene bin und dass bei Zwangsadoptierten durch* Entfremdung *und* Beziehungsabbrüche *sich viele seelische Narben bis hin ins Erwachsenenalter verfolgen lassen. Ich bin mittlerweile 41 Jahre alt und bei den Müttern, die noch heute am Telefon weinen, weil sie ihre Kinder vermissen, merkt man, was das für ein großes Leid ist.*

Meine Kinder könnten jetzt selber schon Eltern werden. Ich habe diese Probleme meinen Kindern mitübertragen, ob ich wollte oder nicht. Ich habe gesagt „Bei deinen Kindern machst du das nie", aber ich glaube, ich habe da doch irgendwas suggeriert. Zum Beispiel Einstellungen wie: „Der Einzige, auf den Du Dich verlassen kannst, bist Du selbst." Das Vertrauen in andere Mitmenschen ist zerstört, gar nicht bewusst, eher unbewusst habe ich das signalisiert. Der tiefe Vertrauensverlust in andere Menschen, *das ist eine sehr schwerwiegende Folge. Man glaubt niemanden mehr wirklich etwas. Wir können uns alle hier gut unterhalten, ich würde mit jedem von Ihnen gut zurechtkommen – vordergründig – aber ich würde Sie nur bis zu einem bestimmten Punkt an mich heranlassen. Das* beeinträchtigt Beziehungen *z. B. in Partnerschaften oder Freundschaften. Ich habe auch schon mit Hilfe von tiefenpsychologischer Behandlung versucht weiterzukommen. Das ist natürlich auch eine Überwindung, das zu tun. Wir sind bis zum 6. Lebensjahr gekommen, tiefer ging nichts mehr. Es ist ein* besonders intensives Trauma *und es ist ein großes Leid, die Belastung meiner Mutter auch heute noch mitzuerleben. Obwohl ich mir heute sagen kann, ich bin erwachsen, ich bin kein kleines Kind mehr, sind mir der* Verlust *und die* Fremdheit *einfach präsent. Ob man es will oder nicht, man kann das rational wegdrücken – aber es kommt wieder! Es ist eine* extreme seelische Grausamkeit! *Wissen Sie, wenn jemand verprügelt wird, dann sieht man diese Schrammen. Wird aber jemand* psychologisch zerstört, *dann sieht man das oftmals nicht. Der Betroffene kann es oft gar nicht zeigen oder mit Worten ausdrücken. Die Mitmenschen wundern sich vielleicht „Mein Gott, ist der oder die heute wieder komisch drauf!" Man will und kann es vielleicht auch gar nicht erklären, man weiß oftmals selbst nicht,* warum man so unberechenbar tickt. *Das ist mit das Schlimmste dabei!*

Ich wünsche mir, dass wir gemeinsam daran arbeiten, ein gesellschaftliches Bewusstsein für diese Problematik zu entwickeln und auch die Politik dafür zu interessieren, die uns nach wie vor nicht als Opfer anerkennt. Fatal finde ich, dass es Diskussionen gibt, die Abstammungsurkunde abzuschaffen. Bei Eheschließungen müsste man die Abstammung nicht mehr nachweisen. Ich halte eine Aufklärungspflicht für erfolgte Adoptionen für wichtig und zwar spätestens, wenn die Kinder 18 Jahre alt sind.

e) Aus dem Brief einer Verfahrenspflegerin

Aufgrund meiner Beratungsfunktion im Zusammenhang mit Trennung und Scheidung und als Ergänzungspflegerin in familiengerichtlichen Verfahren werde ich immer wieder einmal mit entfremdenden Elternteilen konfrontiert, mit Vätern und / oder Müttern, die das Kind zum Spielball ihrer eigenen Interessen nutzen. Häufig ist die eigentliche Ursache für dieses Verhalten der unbearbeitete Trennungskonflikt der Eltern.

Zum Leidwesen der Kinder wird dieser Konflikt sodann nicht auf der Paarebene, sondern auf der Elternebene ausgetragen und die Kinder werden in Rosenkriegen zur „Verhandlungsmasse" erklärt. In den Fällen geht es dann weniger darum das Bestmögliche für die Kinder zu erreichen und ihnen den Umgang mit den Eltern reibungslos zu gewährleisten, sondern es gilt den Ex-Partner als Verlierer vor dem Familiengericht dastehen zu lassen. Es geht vielmehr um den persönlichen Triumph über den verhassten Ex-Partner. Hier verliert jedoch nicht nur der Ex-Partner, vor allen Dingen verliert das beteiligte Kind.

Es geht zum Teil so weit, dass die Kinder dahingehend instrumentalisiert werden zu berichten, was es bei Papa oder Mama Neues gibt, ob es ordentlich in der Wohnung aussieht, ob die Kinder ordnungsgemäß ernährt werden, welche Ruhezeiten eingehalten werden und vieles andere mehr.

Auch sind mir Fälle bekannt, in denen Aufzeichnungen und Fotos der Kinder aus dem anderen Haushalt gefordert wurden.

Kindern wird gesagt, mit wem sie beim anderen Elternteil Kontakt haben dürfen, wen sie grüßen dürfen und es werden dem Ex-Partner und dem sozialen Umfeld Verhaltensmaßregeln erteilt, was den Umgang mit den Kindern angeht.

Nicht selten geht es hier um Dinge des alltäglichen Lebens die mit dem Sachverhalt der Erziehungsfähigkeit als solches wenig bis gar nichts zu tun haben, sondern eher eine Frage des persönlichen Erziehungsstils ist und von Werten und Normen des Einzelnen geprägt ist. Solche Argumentationen werden jedoch gerne dazu genutzt Umgangsregelungen einzugrenzen oder gar gänzlich zu verhindern. Auch in Sorgerechtsstreitigkeiten findet man die eine oder andere Argumentation wieder.

Nicht selten wird in solchen hochstrittigen Sachverhalten mit den Kindern thematisiert was gerade vor dem Familiengericht verhandelt wird, wie böse Papa oder Mama wieder waren und was der andere Elternteil dem verbliebenen Elternteil alles antut. Im Grunde diffamiert man somit auch einen Teil des Kindes. Kinder tragen immer etwas von Vater und Mutter in sich. Sie wollen zudem immer beide Elternteile lieben.

Sie haben sich immerhin nicht von den Eltern getrennt, sondern die Eltern haben sich voneinander getrennt. Häufig sprechen alle Verfahrensbeteiligten dann von Loyalitätskonflikten. Das Thema ist also nicht fremd, oftmals findet es jedoch zu wenig Berücksichtigung und es folgt ein familiengerichtliches Verfahren nach dem anderen.

Kinder reagieren im Verlauf möglicherweise psychosomatisch. Das Eltern-Entfremdungs-Syndrom im weiteren Verlauf ist ebenfalls für mich ein deutliches Zeichen für den psychischen Missbrauch am Kind. Kinder werden in ihrem Willen und in ihren Rechten eingegrenzt. Sie müssen sich so verhalten wie Eltern es wollen, sonst folgen Repressalien. Nicht selten werden diese deutlich verbal angedroht und gar vollzogen.

5. Ausblick und Abschlussbemerkungen

In Anbetracht der psycho-traumatischen Langzeitfolgen von pathologischer Entfremdung und Kontaktverlust kann die Erzeugung von PAS für Kinder und Eltern nicht als familiäre Privatangelegenheit angesehen werden. Im Falle von hochkonflikthaften Trennungs-/Scheidungsstreitigkeiten, bei denen die Gefahr einer PAS-Entwicklung durch Instrumentalisierung der Kinder besteht, ist eine frühzeitige *aktive und interdisziplinäre Zusammenarbeit* aller beteiligten Berufsgruppen erforderlich, um den Elternkonflikt durch angemessene Interventionen zu reduzieren und den "Point of no return" auf dem Weg zum vollständigen Beziehungsabbruch zu verhindern. Das erfordert intensive Aufklärungsarbeit für Eltern im Vorfeld von Trennung/Scheidung und vor allem ein Umdenken in der bisherigen – häufig konfliktverschärfenden – familienrechtlichen und jugendamtlichen Praxis. Diese fördert allzu oft ein Gewinner-Verlierer-Denken und -Verhalten[143] und berücksichtigt die spezielle Problematik entfremdender Elternteile unzureichend.[144]

Eine, seit 1993 im Gerichtsbezirk Cochem, Rheinland-Pfalz, erfolgreich praktizierte Form interdisziplinärer Zusammenarbeit, die in Deutschland als „Cochemer Praxis" auch von der Politik wahrgenommen wird,[145] erscheint uns als eine effektive Möglichkeit, der Entwicklung von PAS und den damit verbundenen sozialen, medizinisch-psychologischen und ökonomischen Folgen vorzubeugen. Die Arbeitsweise in Cochem beruht im Wesentlichen auf einer schnellen Terminierung von Familiensachen und dem Prinzip der „Konfliktlösung durch multiprofessionelle Vernetzung" bzw. der „Verordneten Kooperation im Familienkonflikt als Prozess der Einstellungsänderung" (siehe T. Füchsle-Voigt[146] aus Sicht einer psychologischen Sachverständigen und von J. Rudolph[147] aus Sicht eines Familienrichters). Die Cochemer Arbeitsweise ist aus der Praxis entstanden und basiert theoretisch auf der klassischen sozialpsychologischen Einstellungsforschung und der bekannten Dissonanz-Theorie (L. FESTINGER)[148]. Die Methode hat die Deeskalation des Elternkonfliktes durch Veränderung von einer „Gewinner-Verlierer-Einstellung" bei Eltern und Professionellen und die Wiederherstellung der Eltern-Autonomie und -verantwortung auf der Basis des Schutzes sowohl der Rechte der Kinder als auch der Eltern zum Ziel. Sie setzt ein hohes Maß an Erfahrung und Qualifikation der beteiligten interdisziplinären Berufsgruppen in der Arbeit mit hochstrittigen Scheidungsfamilien voraus.

Hat sich erst einmal eine hochgradige Ablehnungshaltung beim Kind fixiert, ist es sehr schwierig, eine geeignete Hilfe und Intervention einzuleiten. Viele Eltern, aber auch Jugendamtsmitarbeiter, Richter und Therapeuten resignieren bei solchen unlösbar erscheinenden Fällen und raten zum Abwarten bis das Kind eines Tages von alleine den Kontakt zum abgelehnten Elternteil aufnimmt. Hier ist die Forschung geteilter Meinung. Das kann manchmal der Fall sein. Ich kenne aber auch zahlreiche Fälle, bei denen Kontakte erst nach vielen Jahren im fortgeschrittenen Erwachsenenalter oder auch gar nicht mehr zustande kamen, weil die innere und äußere Gefühlsbeziehung grundlegend zerstört war.

In USA sind zwei psychologische Interventionsprogramme in Erprobung, die ich erwähnen möchte (siehe R.A. WARSHAK[149,150]; R.A. WARSHAK & M.R. OTIS[151] und J. SULLIVAN, P.A. WARD & R.M. DEUTSCH[152]).[153] Diese psycho-edukativen Programme, die auch für andere Länder von Interesse sein könnten, versuchen, schwer entfremdeten Scheidungskindern ihre verlorene Beziehung zu einem Elternteil und ihre verlorene Identität wieder aufzubauen und sie zeigen, dass bei Eltern-Kind-Entfremdung in Hochkonfliktfällen – entgegen der verbreiteten landläufigen Meinung – durchaus etwas getan werden kann.

Ziele dieser Programme sind die Kontakt- und Beziehungsanbahnung zwischen Kind und ausgegrenztem Elternteil, psycho-edukative Schulung der Eltern, kind-orientierte Elternarbeit, Herstellung von Realität, Korrektur verzerrter Selbst- und Fremdwahrnehmung bei Kind und Eltern, Entlastung des Kindes und Hilfe zur Distanzierung im Loyalitätskonflikt zwischen den Eltern, Wiederaufbau der zerstörten Gefühlsbeziehung durch neue, zukunftsgerichtete gemeinsame Erfahrungen in einem klar strukturierten, sicheren und entspannten Rahmen, Wiederherstellung einer funktionierenden Kommunikation, Verbesserung des Umgangs mit Konflikten und Reorganisation der Familienbeziehungen. Die Kinder lernen, eine realistischere und ausgewogenere Sichtweise ihrer beiden Eltern zu entwickeln und Schwarz-Weiß-Einstellungen abzubauen.

Die Erfahrung und Evaluation dieser Programme zeigte bisher eine relativ hohe Erfolgsquote. Weitere Forschungen sind notwendig.

Was die künftige wissenschaftliche Forschung (vor allem in den Bereichen Kinder-/Erwachsenenpsychiatrie, Psychosomatik und Psychotraumatologie) angeht, so sind weitere systematische, empirische Studien mit größeren Stichproben, standardisierten Maßstäben und geeigneten wissenschaftlichen Kontrollen nötig, um einige der noch bestehenden Kontroversen über Gültigkeit und Reliabilität der Diagnose PAS – im Sinne einer kindlichen Folgestörung von schwer manipulativem Fehlverhalten von Eltern und/oder anderen wichtigen Bezugspersonen – aufzulösen und die wissenschaftliche Validität des PAS-Konzeptes weiter zu stärken. Dazu gehören auch weitere epidemiologische klinische Untersuchungen in Bezug auf Langzeitverlauf/-folgen von PAS und auf Wirksamkeit effektiver Interventionen bei den verschiedenen Schweregraden der Störung. Mehrere bisherige Studien weisen darauf hin, dass mittlere bis schwere Entfremdungsszenarien, neben direktiven psychotherapeutischen Vorgehensweisen, vor allem strukturelle Interventionen in Form von gerichtlich angeordneten Sorge-, Umgangs- und Aufenthaltsregelungen erforderlich machen, um den Zugang des Kindes zu beiden Eltern zu schützen. Alleinige Psychotherapie ist bei diesen Fällen als primäre Intervention unzureichend.[154,155, 156]

Die Resultate künftiger Studien sollten helfen, unser Verständnis darüber weiter zu verbessern, wie bei steigenden Scheidungszahlen pathologisch entfremdeten Kindern und ihren Familien am Besten geholfen werden kann.[157]

Aus der klinischen Erfahrung ergibt sich die Hypothese, dass viele Borderline-Störungen eine Spätfolge von PAS und teilweise auch eine Folge ungeeigneter gerichtlicher und außergerichtlicher Interventionen bei PAS-Fällen sein könnten.[158]

Zahlreiche internationale Fachleute aus Klinik und Praxis halten bereits heute die Aufnahme der Diagnose „Parental Alienation" oder „Parental Alienation Syndrome" [oder „Parental Alienation Disorder"] in das *Diagnostic and Statistical Manual of Mental Disorders,* Fifth Edition [DSM-5] der American Psychiatric Association und in die *International Classification of Diseases,* Eleventh Edition [ICD-11] der Weltgesundheitsorganisation (WHO) für wünschenswert.[159]

Es bleibt abzuwarten, ob bis zum Abschluss der Vorbereitungen zu DSM-5 und ICD-11 genügend klinische Forschungsergebnisse vorliegen, um offene Fragen zu Gültigkeit und Reliabilität der Diagnose „Parental Alienation Syndrome/Disorder" bzw. „Parental Alienation" und zur Wirksamkeit effektiver Interventionen bei den verschiedenen Schwergeraden dieser kindlichen Störung zu klären.

6. Zusammenfassung

Aus psychiatrisch-psychotherapeutischer Sicht handelt es sich beim „Elterlichen Entfremdungssyndrom/Parental Alienation Syndrome (PAS)/Syndrome d'Aliénation Parentale (SAP)", mit den von R.A. Gardner[160] beschriebenen Symptomen, um einen Subtyp von Eltern-Kind-Entfremdung vorwiegend in Trennungs-/Scheidungskonflikten und um eine kindliche Folgestörung von schwer manipulativem (indoktrinierendem) Fehlverhalten von Eltern und/oder anderen wichtigen Bezugspersonen. Die Erzeugung von PAS beim Kind ist als psychischer/emotionaler Missbrauch anzusehen und kann mit traumatischen psycho-physischen Langzeitfolgen in der Persönlichkeitsentwicklung des Kindes und des späteren Erwachsenen verbunden sein. Das Phänomen wird – trotz entsprechender klinischer Befunde und Erkenntnisse der Psychotraumatologie[161], Viktimologie[162] und Bindungsforschung[163] – von einigen Fachleuten bagatellisiert, verleugnet und sogar regelrecht bekämpft. Was betroffene Eltern angeht, so beschäftigt sich die Wissenschaft intensiv mit den Auswirkungen von Eltern-Kind-Kontaktverlust auf Kinder und Jugendliche, es wird jedoch kaum über die Auswirkungen auf das Leben von Vätern und Müttern geforscht, die aufgrund institutioneller Interventionen und familiendynamischer Hintergründe den Kontakt zu ihren Kindern für lange Zeit oder für immer verlieren.

Der Bruch in der eigenen Biographie, der dadurch entsteht, beeinträchtigt Lebensgestaltung, Lebensqualität und psychische Gesundheit der betroffenen Kinder und auch Eltern in erheblichem Maße.[164]

Abstract

From the viewpoint of psychiatry and psychotherapy, PAS, with the symptoms described by R.A. GARDNER, is to be seen as a special subcategory of parental alienation in separation-/divorce conflicts, with an accompanying disorder in the child due to severe manipulative (indoctrinating) parental misconduct. The induction of PAS in the child must be considered as a form of psychological/emotional abuse. It can be connected with traumatizing long term effects in the child and later adult. It is difficult to understand that this phenomenon—despite corresponding clinical findings and despite relevant results of recent psychotraumatology, victimology- and attachment research—is still bagatellized, denied or even opposed by some experts. Science is dealing extensively with the consequences for children and young adults of the loss of parent-child contact. However, there is far less research and literature about the consequences for the life of fathers and mothers who permanently loose contact to their children due to institutional intervention and for family dynamic reasons. The rupture in the personal biography of the alienated children, as well as of the affected parents that is caused in this manner greatly impairs life organization, quality of life and mental health of both groups.

7. Anmerkungen

1. Wilfrid von Boch-Galhau, Dr. med., Facharzt für Psychotherapeutische Medizin, Neurologie, Psychiatrie und Psychotherapie in eigener Praxis, ehem. Mitglied beim Interdisziplinären Arbeitskreis „Beratung bei Trennung und Scheidung", Würzburg. Korrespondenzadresse: Oberer Dallenbergweg 15, D-97082 Würzburg, www.drvboch.de.
2. Ich danke meiner Kollegin Dr. Astrid Camps, Eitorf, für die Überlassung dieser Vorbemerkung.
3. z. B. G. Klosinski & M. Karle (2000) Ausschluss des Umgangs – und was dann? Zentralblatt für Jugendrecht, 87 (9): 343–347.
4. a) zum Problem „behördliche Fehlinterventionen und Entfremdung" siehe z. B.: Bäuerle & Pawlowski 1996; Bäuerle & Moll-Strobel 2001, S. 96–107; Hellblom-Sjögren 2003, 2006; s. a. Rückert 2003, 2007; Friedrichsen 1995, 2005, 2007; Steller 1998; Ollmann 2005; Fritz 2006, Kerscher 2008.
   b) zum Problem von „Kindesentführungen und Entfremdung" siehe z. B. Finkelstein 2003; Sobal 2006; auch: www.takeroot.org; www.pact-online.org; http://www.missingkids.co.uk; http://www.missingkids.com.
5. vgl. Dolto 1988, 1996; Bron *et al.* 1991; Olivier 1994a, b; van der Kolk *et al.* 1996, 2000; Franz *et al.* 1999, 2000; Petri 1999, 2006; Kodjoe 2000; Suren 2001; Gardner 1998a; Brisch & Hellbrügge 2003; Seidler *et al.* 2003; Hirsch 2004; Lasbats 2004; Sachsse 2004; Baker 2005a, 2007; Grossmann & Grossmann 2009.
6. Koeppel 2000, Zur Bedeutung der „Elsholz-Entscheidung" für die Fortentwicklung des deutschen Kindschaftsrechts: Anmerkungen zum Minderheitsvotum aus Sicht des Verfahrensbevollmächtigten. *Der Amtsvormund* 73 (8): 639–642.; siehe auch dt. Übersetzung des Urteils des Europäischen Gerichtshof für Menschenrechte (EGMR) in der Sache Elsholz ./. BRD, Urteil vom 13. Juli 2000 – 25725/94, in: *Der Amtsvormund* 73 (8) 2000: 679–689.

7. http://www.echr.coe.int; European Court of Human Rights, Judgements and Decisions, List of Recent Judgements, p. 10, No.99 from 08/07/2003. Im Urteil des EGMR Sommerfeld ./. BRD wird in einer “Partly Dissenting Opinion” von drei Straßburger Richtern – unter Hinweis auf R.A. Gardners Follow-up-Studie: “Should courts order PAS children to visit/reside with the alienated parent?” in *The American Journal of Forensic Psychology* 19 (3) 2001, pp. 61–106 – ausdrücklich das PAS erwähnt.
8. http://www.echr.coe.int; European Court of Human Rights, Judgements and Decisions, List of Recent Judgements (siehe zu diesem komplexen Fall Görgülü . /. BRD auch Anmerkung 116b).
9. http://www.echr.coe.int; European Court of Human Rights, Judgements and Decisions, List of Recent Judgements. In diesem Urteil des EGMR (Plasse-Bauer ./. Frankreich) wurde Frankreich wegen Verletzung des Artikels 6 der Europ. Menschenrechtskonvention verurteilt. Der EGMR hielt die behördliche Durchsetzung einer gerichtlich angeordneten begleiteten Umgangsregelung zugunsten der nicht sorgeberechtigten Kindesmutter mit ihrer minderjährigen, seinerzeit 11-jährigen Tochter (3 weitere Kinder waren zum fraglichen Zeitpunkt bereits im Erwachsenenalter) für unzureichend. Das Urteil findet sich (in französischer Sprache) auf der Web-Seite des EGMR. Die Presseerklärung (in Französisch) findet sich ebenfalls dort.
10. http://www.echr.coe.int; European Court of Human Rights, Judgements and Decisions, List of Recent Judgements. In dieser Entscheidung des EGMR (Comet ./. Finnland) wurde Finnland wegen Verletzung des Artikels 8 der Europ. Menschenrechtskonvention verurteilt. *Hintergrund:* Die Kindesmutter (finnische Staatsbürgerin) war nach der Trennung von ihrem Ehemann (englischer Staatsbürger) von der Schweiz (dort hatte die Familie gelebt) nach Finnland zurückgezogen, wo sie eine gleichgeschlechtliche Partnerschaft realisierte. Die beiden, seinerzeit vier- und sechsjährigen Kinder nahm sie ohne Zustimmung des Vaters mit. 1999 verstarb die Kindesmutter an den Folgen ihrer Alkoholkrankheit. Gegen den Protest und Antrag des Vaters und entgegen zwei Vorentscheidungen unterer Gerichtsinstanzen übertrug der Oberste Finnische Gerichtshof das Sorgerecht auf die Partnerin der Mutter. Eine zentrale Rolle bei dieser Entscheidung spielte der geäußerte „Kindeswille“ der inzwischen 10- und 12-jährigen Kinder. Die nachweisliche Manipulation der Kinder durch die Partnerin und die fehlende psychologische Expertise fanden bei der Entscheidung des Obersten Finnischen Gerichtshofes keine Beachtung. Der Kontakt zwischen Vater und Kin-

dern brach in Folge über Jahre ab. Das Urteil findet sich (in englischer Sprache) auf der Web-Seite des EGMR. Die Presseerklärung (in Englisch) findet sich ebenfalls dort.

11. http://www.echr.coe.int; European Court of Human Rights, Judgements and Decisions, List of Recent Judgements. Bei diesem Urteil (Bianchi ./. Schweiz) des EGMR geht es speziell um unzureichende behördliche Interventionen bei Entführung und Entfremdung eines 4-jährigen Kindes durch die Mutter von Italien in die Schweiz.

12. http://www.echr.coe.int; European Court of Human Rights, Judgements and Decisions, List of Recent Judgements. In diesem Urteil des Europ. Gerichtshofes für Menschenrechte (Familienrechtsfall Koudelka ./. Tschechische Republik, App. 1633/05) wird der Begriff «Syndrome d'Aliénation Parentale» in den Paragraphen 35, 39 und 62 ausdrücklich benannt, was u. E. eine juristische Anerkennung des PAS-Phänomens durch dieses hohe übernationale Gericht bedeutet. Das Urteil findet sich (in französischer Sprache) auf der Web-Seite des EGMR: Die Presseerklärung (in Englisch) findet sich auch auf dieser Web-Seite.

13. http://www.echr.coe.int; European Court of Human Rights, Judgements and Decisions, List of Recent Judgements. Am 18. Januar 2007 fällte der Europ. Gerichtshof für Menschenrechte in Straßburg in dem Familienrechtsfall Zavrel ./. Tschechische Republik App.-Nr. 14044/05 eine weitere Entscheidung wegen Verletzung des Artikels 8 der Europ. Menschenrechtskonvention. Auch hier wird in den §§ 16, 24, 28, 45, 52 ausdrücklich auf das durch psych. Expertise diagnostizierte «Syndrome d'Aliénation Parentale» verwiesen, mit spezifischer Begründung besonders in den §§ 48, 50, 52 und 53. Das Urteil findet sich (in französischer Sprache) auf der Web-Seite des EGMR. Die Presseerklärung (in Englisch) findet sich auch auf dieser Web-Seite. Siehe dazu auch in franz. Sprache Kommentar in *La Revue d'Action Juridique et Sociale*, n° 270, 2007, p. 55–62.

14. http://www.echr.coe.int; European Court of Human Rights, Judgements and Decisions, List of Recent Judgements. In diesem Urteil (Pawlik ./. Polen) verurteilte der EGMR Polen wegen Verletzung des Artikels 8 der Europ. Menschenrechtskonvention. Dabei wurden ungenügende Maßnahmen der zuständigen staatlichen Stellen zur Durchsetzung einer gerichtlich angeordneten Umgangsregelung zugunsten des Kindesvaters mit seinem bei der Scheidung sechsjährigen Sohn sowie unangemessene zeitliche Verzögerungen bei den gerichtlichen Entscheidungen aufgezeigt. Das Urteil findet sich (in englischer Sprache)

auf der Web-Seite des EGMR. Die Presseerklärung (in Englisch) findet sich ebenfalls dort.

15. s. R. Stephens (2009). The Long History of PAS. *http://glennsacks.com/blog/?=3825*, accessed June 11, 2009.
16. J. S. Wallerstein & J. B. Kelly (1976). The effects of parental divorce: Experiences of the child in later latency. *Am.J. Orthopsychiatry* 46: 256–69.
17. J. Wallerstein & J. Kelly (1980). Surviving the Breakup: How Children and Parents Cope With Divorce. Basic Book, New York.
18. J. R. Johnston (1993). Children of Divorce Who Refuse Visitation. In: Eds. C. Depner & J. H. Bray, *Non-Residential Parenting: New Vistas in Family Living,* 109–135. Newbury Park, California: Sage.
19. J. R. Johnston& V. Roseby (1997). In the name of the child; A developmental approach to understanding and helping children of conflicted and violent divorce; Free Press, New York.
20. R. A. Gardner (1985). Recent trends in divorce and custody litigation. *The Academy Forum* 29(2): 3–7.
21. L. Kopetski (1998a). Identifying Cases of Parent Alienation Syndrome, Part I. *The Colorado Lawyer* 27(2): 65–68.
22. L. Kopetski (1998b). Identifying Cases of Parent Alienation Syndrome—Part II. *The Colorado Lawyer* 27(3): 61–64.
23. L. Kopetski (2006). Commentary: Parental Alienation Syndrome. In: R. A. Gardner, S. R. Sauber & D. Lorandos *The International Handbook of Parental Alienation Syndrome—Conceptual, Clinical and Legal Considerations*, 378–390, C. C. Thomas Publ., Springfield, Il.
24. L. Kopetski, D. Rand & R. Rand (2005). The spectrum of Parental Alienation Syndrome, (Part III): The Kopetski Follow-Up Study, *American Journal of Forensic Psychology* 23(1): 15–43.
25. L. Kopetski, D. Rand & R. Rand (2006). Incidence, Gender, and False Allegations of Child Abuse: Data on 84 Parental Alienation Syndrome Cases. In: R. A. Gardner, S. R. Sauber & D. Lorandos *The International Handbook of Parental Alienation Syndrome—Conceptual, Clinical and Legal Considerations*, 65–70, C. C. Thomas Publ., Springfield, Il.
26. S. S. Clawar & B. V. Rivlin (1991). Children Held Hostage. Dealing with Programmed and Brainwashed Children. American Bar Association, Division of Family Law, Chicago.

27. C. B. GARRITY & M. A. BARIS (1994). Caught in the Middle: Protecting the Children of High-Conflict Divorce. New York: Lexington Books.
28. J. B. KELLY & J. R. JOHNSTON (2001). The Alienated Child, A Reformulation of Parental Alienation Syndrome, *Family Court Revue* 39: 249–266.
29. R. A. WARSHAK (2006). Social Science and Parental Alienation: Examining the Disputes and the Evidence; In: (eds.) R. A. GARDNER, S. R. SAUBER & D. LORANDOS *International Handbook of Parental Alienation Syndrome,* 352 – 371. C. C. Thomas Publisher, Springfield, IL.
30. W. BERNET (2008). Parental Alienation Disorder and DSM-V. *American Journal of Family Therapy* 36(5): 349–366.
31. W. BERNET *et al.* (2010). Parental alienation, DSM-5 and ICD-11, *American Journal of Family Therapy* 38(2): 349–366.
32. W. BERNET (2010). Parental Alienation, DSM-5 and ICD-11, C. C. Thomas Publ., Springfield, Ill.
33. Z. B. Argentinien, Australien, Belgien, Brasilien, Kanada, Kuba, Tschech. Republik, Dänemark, Deutschland, England, Finnland, Frankreich, Indien, Israel, Italien, Japan, Malaysia, Mexiko, Niederlande, Österreich, Norwegen, Polen, Portugal, Spanien, Südafrika, Schweden, Schweiz, USA.
34. s. W. BERNET *et al.* (2010). "Parental Alienation, DSM-5 and ICD-11", *American Journal of Family Therapy* 38: 76–187. Siehe dort speziell "References", S. 143–182, http://dx.doi.org/10.1080/01926180903586583.
35. http://home.att.net/~rawars/pasarticles.html und www.beideeltern.de/paslit.php.
36. Weitere Informationen zur internationalen wissenschaftlichen Diskussion über PAS, zu Reintegrationskonzepten und zu sonstigen praktischen Hilfsmöglichkeiten sind u. a. über folgende Kontaktadressen zu erhalten: www.rgardner.com; www.warshak.com; www.parental-alienation.info; www.asunte.blogspot.com; www.drludwigfredlowenstein.com; www.amyjlbaker.com; www.jmaguilar.com; www.separation-parentale.eu; www.vaeterfuerkinder.de; www.rachelfoundation.org; www.pas-konferenz.de; www.mmizuerich.ch
37. Wertvolle Informationen finden sich auch auf den Web-Seiten von verschiedenen Institutionen und/oder von Betroffenen-Initiativen, z. B. www.parental-alienation-awareness.com; www.theleepasfoundation.org; www.acalpa.org; www.pemalik.org; www.goudi.be; www.figlin

egati.it; www.separaciones-divorcios.com; www.amnistia-infantil.org; www.orbation.de; www.sos-papai.org; www.scheidungskinder.ch; www.eskhilfe.de.vu; www.sindromedealienacionparental.apadeshi.org.ar; www.rainbows.at; www.pas-eltern.de; www.grosseltern-initiative.de; speziell zum Problemfeld Entführung und Entfremdung: www.takeroot.org; www.pact-online.org; www.missingkids.co.uk; www.missingkids.com.

38. (2003) *Family Law Quarterly* 37(2): 273–301.

39. (2006) In: (eds.) GARDNER, SAUBER & LORANDOS *International Handbook of Parental Alienation Syndrome, 352–371.* C.C. Thomas Publisher, Springfield, IL.

40. (2005) *Zentralblatt für Jugendrecht (ZfJ)* 92(5): 186–200. Unter Heranziehung eines umfangreichen Bestandes an internationaler Fachliteratur gibt Prof. WARSHAK darin einen wissenschaftlich sehr guten Überblick über das PAS-Konzept und verwandte Formulierungen. Außer dem Konzept „Parental Alienation Syndrome" (R.A. GARDNER) beschäftigt er sich darin auch mit dem von KELLY & JOHNSTON (2001) entwickelten alternativen Konzept *„Das entfremdete Kind"*. Außerdem nimmt er in dieser Arbeit zu Kontroversen um PAS Stellung, u. a. zu dem äußerst fragwürdigen Artikel von C. S. BRUCH *„Parental Alienation Syndrome und Parental Alienation: Wie man sich in Sorgerechtsfällen irren kann"* (FamRZ 2002, 49(19): 304–315/amerik. Originaltitel: *Parental Alienation Syndrome: Getting it Wrong in Child Custody Cases.* Family Law Quarterly 35(3) 2001: 527–552), der trotz vernichtender Kritik durch namhafte internationale Fachleute, z. B. in Deutschland immer noch zur Bagatellisierung des Problems der induzierten Eltern-Kind-Entfremdung angeführt wird.

    Im Zusammenhang mit dem Parental Alienation Syndrome (PAS) weist auch der Standard-Kommentar zum Bürgerlichen Gesetzbuch (BGB) *Palandt* auf diese deutsche Übersetzung der Arbeit von WARSHAK in ZfJ 05: 186 hin, und zwar in den Ausgaben: 2006, 65. Aufl., Bd. 7, § 1684, Rd.-Nr. 7, S. 1970 und 2007, 66. Aufl., Bd. 7, § 1684, Rd.-Nr.7, S. 1975 sowie 2008, 67. Aufl., Bd. 7, § 1684, Rd.-Nr. 9, S. 1952.

41. *La Revue d 'Action Juridique et Sociale (RAJS)* 2004, no. 237: 11–17.

42. BARBARA JO FIDLER, NICHOLAS BALA, RACHEL BIRNBAUM& KATHERINE KAVASSALIS (2008). *Challenging Issues in Child Custody Assessments: A Guide for Legal and Mental Health Professionals*. Toronto: Thomson Carswell. Diese Publikation gibt einen detaillierten wissenschaftlichen

Überblick über die Themen *Parental Alienation* und *Parental Alienation Syndrome*. Die Kontroversen im Zusammenhang mit diesen Themen werden sachlich und verständlich unter Einbezug wesentlicher internationaler Fachliteratur dargestellt und es wird auch auf jüngere interdisziplinäre Interventionsmodelle bei schwerer Eltern-Kind-Entfremdung eingegangen. Wichtige Themen wie „Umgangs- und Aufenthaltsmodelle", „Häusliche Gewalt" und „Vorwürfe sexueller Gewalt im Zusammenhang mit Sorgerechtsauseinandersetzungen" werden ebenfalls in je zwei ausführlichen Kapiteln auf wissenschaftlich hohem Niveau behandelt. Dieses Buch möchten wir sehr empfehlen.

43. B. Fidler & N. Bala (2010a). Guest editors‘ introduction to special issue on alienated children in divorce and separation: Emerging approaches for families and courts, *Family court review* 48(1): 6–9. The Journal of the Association of Family and Conciliation Courts (AFCC).

44. B. Fidler & N. Bala (2010b) Children Resisting Postseparation Contact with a Parent: Concepts, Controversies, and Conundrums, *Family court review* 48(1): 10–47. The Journal of the Association of Family and Conciliation Courts (AFCC).

45. R.A. Gardner (1998a). The Parental Alienation Syndrome (2. Aufl.). Creative Therapeutics, Cresskill, NJ.

46. Gardner, Sauber & Lorandos (2006): *International Handbook of Parental Alienation Syndrome: Conceptual, Clinical and Legal Considerations* bei Charles C. Thomas Publisher Ltd., Springfield, Illinois. Es ist ein qualitativ sehr bemerkenswertes und umfassendes Handbuch für interessierte Fachleute der verschiedenen scheidungsbegleitenden Professionen. Es umfasst Beiträge von 32 Experten aus 8 Ländern, mit ebenfalls sehr umfangreichen Angaben zu internationaler Fachliteratur, auf die wir in diesem Zusammenhang speziell verweisen möchten. Inhalt und Details zu dem Handbuch finden sich unter http://www.ccthomas.com.

    In der professionellen *Datenbank der American Psychological Association (APA)* finden sich zwei Hinweise zu Rezensionen zum "International Handbook of Parental Alienation Syndrome": Robert M. Pressmann (2007) *American Journal of Family Therapy* 35(3): 284–285: "The International Handbook of Parental Alienation Syndrome (IHPAS) is a powerful volume that provides therapists and justices a wealth of knowledge and wisdom that may positively impact the lives of children who have become fodder in marital and custodial conflicts. The International Handbook of Parental Alienation Syndrome delivers on several fronts. Structurally, it is comprehensive, well organized and easy to navigate. It provides both an historic and cross-cultural perspective. It reads well, with many brief case presentations as illustrations. In addition, it provides solid diagnostic and treatment guidance." (APA PsycINFO Database Record 2007). CHRISTINE DUNKLEY (2007) *British Journal of Guidance & Counseling* 25(3): 357–358: "The strengths of this volume are its comprehensiveness and its clinical components. There is much to learn from the contributions about how children are manipulated in the aftermath of separation, and how to prevent and repair the damage. I would recommend it to any child welfare professional, particularly those involved in residency and contact disputes." (APA PsycINFO Database, 2007).

47. GUGLIELMO GULOTTA, ADELE CAVEDON & MOIRA LIBERATORE (2008). *La Sindrome di Alienazione Parentale (PAS): Lavaggio del cervello e programmazione dei figli in danno dell'altro genitore. [The Parental Alienation Syndrome (PAS): Brainwashing and Programming of Children to the Detriment of the Other Parent] [Italian]*. Milan, Italy: Giuffrè. In diesem wissenschaftlichen Buch findet sich eine ausführliche, systematische Beschreibung von PAS und seiner Erscheinungsformen, basierend auf der Arbeit von Richard Gardner, mit einer ausführlichen Diskussion der Differentialdiagnose von PAS und verwandten Themen, wie „falsche Erinnerungen" und „induzierte artifizielle Störungen by Proxy".

48. A. J. L. Baker (2005a). The Long-Term Effects of Parental Alienation on Adult Children: A Qualitative Research Study. *American Journal of Family Therapy* 33: 289–302. Für diese Studie wurden 38 Erwachsene untersucht, die als Kinder von Eltern-Kind-Entfremdung betroffen waren. Dabei wurden *7 wesentliche Folgen* gefunden: Geringes Selbstwertgefühl, Depression, Drogen-/Alkoholmissbrauch, Mangel an Vertrauen, Entfremdung von den eigenen Kindern, Scheidung und andere.

49. A. J. L. Baker (2007). *Adult Children of Parental Alienation Syndrome – Breaking the Ties that Bind.* W. W. Norton & Company, New York, London. Dieses Buch basiert auf einer ausführlichen Befragung von 40 heute erwachsenen PAS-betroffenen Kindern. Ihre Erfahrungen werden im Kontext mit klinischen und entwicklungspsychologischen Theorien aufgearbeitet. (Eine Rezension dieser Arbeit findet sich unter http://www.vaeterfuerkinder.de/Baker.htm)

50. José M. Aguilar (2004). S.A.P.: Síndrome de Alienación Parental [PAS: Parental Alienation Syndrome] [Spanish]. Córdoba, Spain: Almuzara.

José M. Aguilar (2005). El uso de los hijos en los procesos de separación: El Síndrome de Alienación Parental [The use of children in separation processes: The Parental Alienation Syndrome] [Spanish]. *Revista de Derecho de Familia* 29: 71–82.

José M. Aguilar (2007). Interferencias de las relaciones paterno filiales. El Síndrome de Alienación Parental y las nuevas formas de violencia contra la infancia [Interference of the parent-child relationships. Parental Alienaton Syndrome and new forms of violence against children] [Spanish]. *Revista Psicología Educativa* 13(2): 101–116.

51. Asunción Tejedor (2006a). Reflexiones sobre el Síndrome de Alienación Parental [Thoughts on the Parental Alienation Syndrome] [Spanish]. In: Nuevos Caminos y Conceptos en la Psicología Jurídica [New Paths in Psychology and Legal Concepts], Eds. Böhm and Romero. Berlin: Fabian.

Asunción Tejedor (2006b). El Síndrome de Alienación Parental una forma de maltrato [Parental Alienation Syndrome is a Form of Abuse] [Spanish]. Madrid: EOS.

Asunción Tejedor (2007). Intervención ante el Síndrome de Alienación Parental [Response to the Parental Alienation Syndrome] [Spanish]. *Anuario de psicología jurídica* 17: 79–89.

52. Cartujo Bolaños & José Ignacio (2000). Estudio Descriptivo Del Síndrome De Alienación Parental En Procesos De Separación y Divorcio. Diseño y Aplicación De Un Programa Piloto De Mediación Familiar [Descriptive Study of the Parental Alienation Syndrome in the Course of Separation and Divorce. Design and Application of a Pilot Program in Family Mediation] [Spanish]. Dissertation, Universitat Autónoma de Barcelona, Barcelona.

Cartujo Bolaños & José Ignacio (2002). El síndrome de alienación parental. Descripción y abordajes psico-legales [The parental alienation syndrome. Description and psycho-legal approaches] [Spanish]. *Psicopatología Clínica Legal y Forense* 2(3): 25–45.

Cartujo Bolaños & José Ignacio (2008). Hijos alineados y padres alienados. Mediación familiar en rupturas conflictivas [Aligned Children and Alienated Parents. Family Mediation in Conflictual Separations] [Spanish]. Madrid: Reus.

Cartujo Bolaños & José Ignacio (2009). Del Síndrome de Alienación Parental al Síndrome de Alienación Familiar a través de una

Mediación Transicional [Parental Alienation Syndrome to Alienation Syndrome through a Transitional Family Mediation] [Spanish]. *Proyecto Hombre* (66): 36–39.

53. P. Gómez (2008). Síndrome de Alienación Parental (SAP) [Parental Alienation Syndrome (PAS)] [Spanish]. *Revista de derecho de familia: Doctrina, Jurisprudencia, Legislación* 38: 63–80.

54. M. Ramirez (2004). Psicología y derecho de familia. Trastorno mental y alternativa de custodia. El síndrome de alienación parental [Psychology and family law. Mental disorder and alternative care. Parental Alienation Syndrome] [Spanish]. *Psicopatología Clínica Legal y Forense* 4(1–3): 147–154.

55. D. Luengo Ballester & Arantxa Coca Vila (2007). Hijos manipulados tras la separación – Cómo detectar y tratar la alienación parental [Children Manipulated after Separation—How to Detect and Treat Parental Alienation] [Spanish]. Barcelona: Viena Ediciones.

    Domènec Luengo Ballester & A. Coca Vila (2009). El sindrome de alienación parental - 80 preguntas y respuestas [The Parental Alienation Syndrome—80 Questions and Answers] [Spanish]. Barcelona: Viena Ediciones.

56. Adolpho Jarne Esparcia & Mila Arch Marin (2009). DSM, salud mental y síndrome de alienación parental [DSM, mental health, and parental alienation syndrome] [Spanish]. *Papeles del Psicólogo* 30(1): 86–91.

57. *Palandt* 1999, S. 1732, § 1626, Rd.-Nr. 29; auch *Palandt* 2006, Bd. 7, S. 1970, § 1684, Rd.-Nr. 7 und 2007, Bd. 7, S. 1975, § 1684, Rd.-Nr. 7 sowie 2008, Bd. 7, S. 1952, § 1684, Rd.-Nr. 9

58. J. von Staudingers, Kommentar zum Bürgerlichen Gesetzbuch mit Einführungsgesetz und Nebengesetzen, Buch 4 Familienrecht §§ 1684–1717 (Elterliche Sorge 3 – Umgangsrecht), Neubearbeitung 2006 von Coester, Rauscher, Salgo; Sellier–deGruyter-Verlag, Berlin, Rd.-Nr. 37–39, S. 55–60.

59. Gerhardt, von Heintschel-Heinegg & Klein (Hg.) (2008). Handbuch des Fachanwalts Familienrecht, Kapitel 4 (D. Büte), S. 446–447, Rd.-Nr. 595–599, Luchterhand-Verlag, München.

60. U. Klotmann & M. Klinkhammer (2005) Betreuter Umgang als Maßnahme des Kinderschutzbundes bei der Indikation familiärer Gewalt, in: G. Deegener & W. Körner (Hg.) *Kindesmisshandlung und Vernachlässigung – Ein Handbuch*, 684f. u. 694, Hogrefe, Göttingen.

61. D. LORANDOS (2006b). Parental Alienation Syndrome in American Law. In: R.A.GARDNER, S.R. SAUBER & D. LORANDOS (Eds.) *The International Handbook of Parental Alienation Syndrome—Conceptual, Clinical and Legal Considerations*, 333–351, C.C. Thomas, Springfield, Il.;

    W. Bernet (2010). Parental Alienation, DSM-5 and ICD-11, C.C. Thomas, Springfield, Ill.

62. Beispielhaft sei auf ein jüngeres PAS-Urteil des OLG Zweibrücken verwiesen (6 UF 4/05, Urteil v. 9.5.2005, in *FamRZ* 53(2) 2006: 144–145). In diesem Urteil wird die durch psychologische Expertise nachgewiesene PAS-Induktion bei zwei 9- und 10-jährigen Kindern durch einen Elternteil beschrieben und entsprechende gerichtliche Interventionen abgeleitet.

63. Beispiel: Familiengerichtsurteil in Milano (No. 1652/E/97; Urteil v. 19.06.1998) (referiert in BERNET 2010, Appendix D, Legal Citations Regarding Parental Alienation).

64. Beispielhaft: Familiengerichtsurteil mit PAS-Bezug des Obergerichtes des Kantons Luzern, II. Kammer, Nr. 220126, vom 6. März 2002, s. http://www.gerichte.lu.ch/index/organisation/o_obergericht.htm.

    Wegen Hochstrittigkeit der Eltern in fast allen Lebensbereichen ihrer drei Kinder und bei Vorliegen eines, durch kinderpsychiatrische Expertise diagnostizierten, vom Kindesvater induzierten, *Parental Alienation Syndroms* bei allen Kindern (damals 13- u. 9-jährige Söhne und 11-jähriges Mädchen) entzog das Gericht beiden Eltern das Sorgerecht und übertrug es auf einen Amtsvormund. Die Kinder blieben zunächst beim Vater wohnhaft, für die Mutter wurde eine ausgedehnte Umgangsregelung angeordnet. Eine Entscheidung bezüglich eventueller „Fremdplatzierung" der Kinder wurde vom weiteren Verlauf abhängig gemacht, insbesondere davon, ob durch die getroffene Gerichtsentscheidung, die vermittelnde Arbeit des Amtsvormundes und die angeordnete Umgangsregelung für die Mutter, eine verbesserte Kooperation der Eltern und eine Normalisierung der Beziehung der drei Kinder zu ihrer Mutter erreicht werden konnte.

65. Beispielhaft: Tribunal de Grande Instance de Toulon (JAF) (RG n° 04/00694 v. 4. Juni 2007). Siehe: *Gazette du Palais* 127(2007)322–324: 11–15. In dem hier beschriebenen Urteil wird ausführlich auf das *Syndrome d'Aliénation Parentale* eingegangen. Siehe dazu auch in franz. Sprache Kommentar v. J. PANNIER (2007b) in *La Revue d'Action Juridique et Sociale*, n° 270(2007): 58–62.

66. Beispiel: Göteborgs tingsrätt, No. T 3406-06, Urteil v. 13. Juli 2007 (referiert in BERNET 2010, Appendix D, Legal Citations Regarding Parental Alienation).

67. Beispielhaft: Sentencia pionera sobre el síndrome de alienación parental, Sentencia del Juzgado de Primera Instancia número 4 de Manresa, de 14 de junio de 2007 (Nr. 567/06). Einer Mutter, die die 8-jährige Tochter aus Hass gegen den Vater programmierte, wurde das Sorgerecht entzogen und auf den Vater übertragen. Für die nächsten 6 Monate wurde ihr und der mütterlichen Familie der Kontakt zur Tochter untersagt. Bis zum Wechsel zum Vater sollte das Kind übergangsweise bei den väterlichen Großeltern leben (siehe: http://www.separaciones-divorcios.com/noticias/index.php?id =31).

68. EGMR in den Fällen Sommerfeld ./. Bundesrepublik Deutschland, (s. Anmerkung 7), Koudelka . /. Tschech. Republik, (s. Anmerkung 12) und Zavrel ./. Tschech. Republik, (s. Anmerkung 13).

69. Die deutsche Übersetzung findet sich auf: http://www.vaeterfuerkinder.de; die brasilianische Originalfassung findet sich auf: http://www.planalto.gov.br/ccivil_03/_Ato2007-2010/2010/Lei/L12318.htm).

70. Dieser Film wird beschrieben in: SUMMERS & SUMMERS (2006): Parentectomy in the crossfire, *American Journal of Family Therapy,* 34 (3): 243–261.

71. http://www.ctv.ca/servlet/ArticleNews/story/CTVNews/20091106/w5_divorce_091107/20091107?hub=Canada).

72. GARDNER 1998a, S. XX (introduction); GARDNER 2002a, S. 25.

73. „Programmierung" ist definiert als die Vermittlung von (negativen) Inhalten und Ansichten über den anderen Elternteil. „Gehirnwäsche" ist dann der interaktive Prozess, in dem das Kind dazu gebracht wird, dieses Programm zu akzeptieren und von sich aus auszubauen. (s. www.beideeltern.de/paslit.php, Nr. 16).

74. Siehe WARSHAK 2005, S. 190; s. a. WARSHAK 2006, S. 355.

75. KELLY & JOHNSTON 2001, The alienated child: A reformulation of parental alienation syndrome. *Family Court Review Special Issue: Alienated children in divorce* 39(3): 249–266.

76. KELLY & JOHNSTON 2001, S. 251.

77. s. GARDNER 2004 und JOHNSTON & KELLY 2004.

78. GARDNER 1998a, 2001a, b, 2002a, 2003; s. a. JEANES 2003 (Film); BOCH-GALHAU *et al.*, 2003; WARSHAK 2003a, b, 2005, 2006; GAGNON 2006;

BURRILL 2006a; SUMMERS & SUMMERS 2006; BAKER 2007; LOWENSTEIN 2007.

79. DULZ & SCHNEIDER 1999; KERNBERG, DULZ & SACHSSE (Hg.) 2000; NIKLEWSKI & RIECK-NIKLEWSKI 2006.

80. v. BOCH-GALHAU & MADERT 1999; s. a. SUMMERS & SUMMERS 2006.

81. zitiert aus ASTRID CAMPS (2003) Psychiatrische und psychosomatische Konsequenzen für PAS-Kinder, in: W. v. BOCH-GALHAU,, U. KODJOE, W. ANDRITZKY & P. KOEPPEL *Das Parental Alienation Syndrome*, 149. VWB – Verlag für Wissenschaft und Bildung, Berlin.

82. BRICKLIN & ELLIOTT 2006; BRODY 2006; EVERETT 2006; BURRILL 2006a; SUMMERS & SUMMERS 2006, s. a. JEANES 2003 (Film).

83. Siehe dazu die zusammenfassende Darstellung der PAS-Diskussion von GÖDDE (2008) in: FTHENAKIS (Hg.) *Begleiteter Umgang von Kindern – Ein Handbuch für die Praxis,* 245–305.

84. GARDNER 1998a, 2001a, b, 2002a, 2003; LAMONTAGNE 1999; CAMPS 2003; WARSHAK 2003a, b, 2005; AUSTIN 2006; LEVY 2006; EVERETT 2006; BAKER 2007.

85. z. B. FIGDOR 2003.

86. KOPETSKI 1998; ANDRITZKY 2002a; HIRIGOYEN 1998, 2003, 2012; SUMMERS & SUMMERS 2006; NIKLEWSKI & RIECK-NIKLEWSKI 2006; BAKER 2005b, 2007; JOHNSTON 2005, 2007; LASBATS 2004, 2008.

87. KOPETSKI 1998; BLANK 2003; LASBATS 2004, 2008.

88. GARDNER 1998a, 2001a; JOHNSTON & GIRDNER 2001; BURILL 2002; LOWENSTEIN 2006a, b, c, 2007; JOHNSTON 2005, 2007.

89. ANDRITZKY 2002b, 2003a, b, 2006; NAPP-PETERS 2005; SUMMERS & SUMMERS 2006.

90. A. J. L. BAKER & D. DARNALL (2006) identifizierten in einer Studie mit 97 Erwachsenen, die sich als Opfer von Eltern-Kind-Entfremdung beschrieben, 66 verschiedene Entfremdungsstrategien; 11 davon wurden von mindestens 20 % der Probanden ihrer Stichprobe erwähnt.

91. CLAWAR & RIVLIN 1991; WARSHAK 2001; Andritzky 2002a; GARDNER 1998a, 2003; FINKELSTEIN 2003; BOCH-GALHAU & KODJOE 2003 und weitere dokumentierte Fälle aus der Praxis der Verfasser; LASBATS 2004, 2008; LOWENSTEIN 2006a, b, c, 2007; SUMMERS & SUMMERS 2006; LORANDOS 2006a; BAKER & DARNALL 2006; BAKER 2005b, 2007. Siehe auch: www.eskhilfe.de.vu; www.takeroot.org; auch Film “Victims of

Another War—The Aftermath of Parental Alienation“, www.victimsof anotherwar.com.

92. Schröder,2000; Figdor 2003; Napp-Peters 2005; Behrend 2010.

93. Hirigoyen 1998, 2003, 2012; Cierpka & Cierpka 2000; Baker 2005a, b, 2007; Lowenstein 2006a, b, c, 2007; Summers & Summers 2006.

94. Vgl. Lowenstein 2007. Lowenstein erläutert in einem eigenen Kapitel seines Buches das Stockholm-Syndrom im Zusammenhang mit dem bekannten österreichischen „Entführungsfall Natascha Kampusch“ und zeigt die Verwandtschaft zum Parental Alienation Syndrome (PAS) auf. Siehe auch Goudard 2008, S. 53–54.

95. Baker 2005b.

96. Rand 1993; Eckhardt-Henn 2000; Plassmann 2002; Andritzky 2006; Goudard 2008, S. 54.

97. Clawar & Rivlin 1991; Gordon 1998; Gardner 1998a, 2001a, b, 2002a, 2003; Kelly & Johnston 2001; Gijseghem 1999; Jopt 1998; Heyne 1996; Dulz & Schneider 1999; Eckhardt-Henn 2000; Burill 2002; Barden 2003; Lasbats 2004, 2008; Leitner 2004; Boch-Galhau & Kodjoe 2003, 2005; Klotmann & Klinkhammer 2005; Gagné & Drapeau 2005; Levy 2006; Summers & Summers 2006; Austin 2006; Baker 2007; Lowenstein 2006a, b, c, 2007; Johnston 2005, 2007; Hirigoyen 2012, S. 14–15.

98. Mullen *et al.* 1996; Kolk *et al.* 1996, 2000; Fischer & Riedesser 1998; Egle *et al.* 2000; Seidler *et al.* 2003; Hirsch 2004; Sachsse 2004; Reddemann 2006; Franz *et al.* 2008.

99. Kodjoe & Koeppel 1998a; s.a. Oberlandesgericht Frankfurt/M., 6WF168/00 vom 26.10.2000; in: *FamRZ* 48(10), 2001: 638.

100. im deutschen Sprachraum z.B. Salzgeber & Stadler 1998; Salzgeber *et al.* 1999; Stadler & Salzgeber 1999; Lehmkuhl & Lehmkuhl 1999; Fegert 2001; Dettenborn 2001; Bruch 2001, 2002; Salgo *et al.* 2002; Peschel-Gutzeit 2003; Salzgeber 2003; Salgo 2006; tendenziell auch Gödde 2008.

    Siehe zur Problematik von Falschdarstellungen zu PAS durch einige Kritiker ausführlich die amerikanischen Arbeiten von: Warshak 2005, 2006; Lorandos 2002, 2006a; Kopetski 2006.

101. In USA z.B. C. Bruch (2001) und K.C. Faller (1998).

102. Siehe Brody 2006.

103. z.B. Fall Binckli, in: Bäuerle & Moll-Strobel 2001, S. 96–107; z.B. Fall S. (Interview I), in: Boch-Galhau & Kodjoe 2003, S. 74–77; s.a.

MOLL-STROBEL (2001) „Die Bedeutung von Geschwisterbeziehungen“, in: BÄUERLE & MOLL-STROBEL, S. 113–115; PETRI 1999, 2006; NAPP-PETERS 1995, 2005; BAKER 2005, 2007; SUMMERS & SUMMERS 2006; AUSTIN 2006.

104. KOLK *et al.* 1996, 2000; KODJOE 2000; SUREN 2001; SUMMERS & SUMMERS 2006; siehe auch Fallbeschreibung auf www.eskhilfe.de.vu.

105. BRON *et al.* 1991; NAPP-PETERS 1995, 2005; GORDON 1998; FRANZ *et al.* 1999, 2000; KERNBERG *et al.* 2000; SACHSSE 2004; BOCH-GALHAU & KODJOE 2003 und weitere dokumentierte Fälle aus der Praxis der Verfasser.

106. K. HUMMEL (2010) „Entsorgte Väter – Der Kampf um die Kinder: Warum Männer weniger Recht bekommen“, Lübbe-Verlag, Köln. Im Kapitel „Entfremdete Kinder“ (S. 125–158) beschreibt die Autorin – gut recherchiert – den eindrucksvollen PAS-Fall „Timo“, ein Lehrstück für scheidungsbegleitende Professionen.

107. KOPETSKI 1998; SEIDLER *et al.* 2003; FINKELSTEIN 2003; ECKHARDT-HENN & HOFFMANN 2004; LASBATS 2004; NAPP-PETERS 2005; BAKER 2005a, b, 2007; SUMMERS & SUMMERS 2006; LOWENSTEIN 2006c, 2007; JOHNSTON 2005, 2007.

108. WINNICOTT 1990; BAKER 2005a, b, 2007; AUSTIN 2006; JOHNSTON 2005, 2007.

109. UEXKÜLL 2002; BAKER 2005, 2007; LOWENSTEIN 2006c, 2007.

110. MULLEN *et al.* 1996; GORDON 1998; WALLERSTEIN *et al.* 2000, 2002; AMATO & BOOTH 2000; HIRSCH 2004; BOCH-GALHAU & KODJOE 2005; MARQUARDT 2005; BAKER 2005a, 2007; SUMMERS & SUMMERS 2006; SOBAL 2006.

111. MENTZOS 1998; DULZ & SCHNEIDER 1999; PARIS 2000; KERNBERG *et al.* 2000; BÄUERLE & MOLL-STROBEL 2001; UEXKÜLL 2002; BOCH-GALHAU *et al.* 2003; CAMPS 2003; ECKHARDT-HENN & HOFFMANN 2004; HIRSCH 2004; LASBATS 2004, 2008; NAPP-PETERS 1995, 2005; BAKER 2005a, b, 2007; AUSTIN 2006; LOWENSTEIN 2006c, 2007; JOHNSTON 2005, 2007.

112. JOHNSTON & ROSBY 1997; GORDON 1998; BRISCH 2001; BRISCH & HELLBRÜGGE 2003, 2006, 2009; WALLERSTEIN *et al.* 2000, 2002; GROSSMANN & GROSSMANN 2003a und 2003b, 2005, 2009; Napp-Peters 2005; BAKER 2005a, 2005b, 2007; JOHNSTON 2005, 2007.

113. Die Übersetzung des Textes vom Französischen ins Deutsche erfolgte mit freundlicher Genehmigung der französischen «Association Contre l'Aliénation Parentale – ACALPA» (s. www.acalpa.org) durch Dr.

med. WILFRID V. BOCH-GALHAU, Würzburg. Die Namen wurden aus Gründen des Persönlichkeitsschutzes geändert.

114. Die bekannte Fernsehsendung «Maternelles» auf France5, die sich besonders mit Themen von Frauen und Müttern befasst, beschäftigte sich am 22. Januar 2007 mit dem Thema «Syndrome d'Aliénation Parentale: Des enfants en otage» (dt. übersetzt: „Elterliches Entfremdungssyndrom: Kinder als Geiseln").

115. MULLEN *et al.* 1996; GARDNER 1998a, 2001a, b, 2002a, 2003; CLAWAR & RIVLIN 1991; FISCHER & RIEDESSER 1998; ANDRITZKY 2002a, 2003a, b, 2006; LASBATS 2004, 2008; DEEGENER & KÖRNER 2005; SUMMERS & SUMMERS 2006; LEVY 2006; JOHNSTON 2005, 2007.

116. besonderes Aufsehen erregten:

a) in *Deutschland*: die *„Wormser Missbrauchsprozesse"*, s. *Spiegel* (7) vom 13.02.95, G. FRIEDRICHSEN „Über den Prozess gegen die ‚Kinderschänder' von Worms", S. 106–116, DIESS. in *Spiegel* (9) vom 28.02.05, „Ausgestanden ist die Sache nicht, Nachlese zu den legendären Wormser Missbrauchsprozessen", S. 50–56 und diess. in *Spiegel* (48) vom 26.11.07, „So etwas darf nicht sein – gegen den ehemaligen Leiter des Kinderheimes Spatzennest wird wegen des Verdachts auf sexuellen Kindesmissbrauch ermittelt", S. 63–64. Dazu auch STELLER (1998), Aussagepsychologie vor Gericht, Methodik und Probleme von Glaubwürdigkeitsgutachten mit Hinweisen auf die Wormser Missbrauchsprozesse, *Recht & Psychiatrie* 16(1): 1–18. Siehe auch Fall N. M., S. RÜCKERT „Der Verdacht", in: *Die Zeit* vom 18.06.2003, S. 11–14; s. a. S. RÜCKERT, „Unrecht im Namen des Volkes – Ein Justizirrtum und seine Folgen", 2007 und in *Frankreich: l'Affaire d'Outreau,* s. Dossier Special Outreau, www.acalpa.org; s. a. M. BEERMANN „Ein Prozess wird zum Justiz-Skandal", in: *Süddeutsche Zeitung* Nr. 121 vom 26.05.2004 (Themen des Tages);

b) Im Zusammenhang mit der Problematik „autonomer Kindeswille" und „freie Willensentscheidung" ist auch der international bekannt gewordene *„Fall Görgülü"* sehr eindrucksvoll. Betroffen ist ein damals 8-jähriger, nichtehelich geborener Junge, der auf Wunsch seiner leiblichen Mutter (gegen den Willen seines leiblichen Vaters) nach der Geburt in eine Pflege-/Adoptivfamilie abgegeben wurde. Der Vater beantragte hingegen das Umgangs- und Sorgerecht. Der Fall beschäftigte jahrelang Behörden und Gerichte aller Instanzen bis hin zum BVerfG (mehrmals) und zum EGMR in Straßburg. Es dauerte acht Jahre (!) bis der Junge schließlich zu seinem leiblichen Vater und dessen Frau ziehen konnte. s. B. FRITZ „In den Fängen der Amtsgewalt", in: *Frank-*

furter Allgemeine Zeitung, Nr. 12, vom 14.01.2006, S. 3; dazu auch *FamRZ* 51(18) 2004: 1456–1464; *FamRZ* 54(23) 2007: 1969–1975, *FamRZ* 54(24) 2007: 2060–2063; *Forum Familienrecht (FF)* 4/2008: 167–169; s. H. Kerscher „Irrfahrt durch die Justiz“, *Süddeutsche Zeitung*, v. 18./19. Okt. 2008, Nr. 243, S. 6. Siehe dazu auch „Das Tagebuch der Familie Görgülü“ (http://willkuer.vafk.de/TBlesen.htm). Interessant zum besseren Hintergrundverständnis des „Dramas Görgülü“ sind die diskussionswürdigen Ansichten von L. Salgo (2006) „Das Wohl des Kindes unter den Aspekten gesetzlicher Einflüsse“, in: Brisch & Hellbrügge (Hg.) *Kinder ohne Bindung*, 259–276. Stuttgart; auch Salgo „Das grenzt an Gehirnwäsche“, in: *Spiegel*, Nr. 15/2008, S. 15; auch den fragwürdigen Kommentar von G. Zenz zum Urteil des BGH im Fall Görgülü v. 26.09.2007 – XII, ZB 229/06 (OLG Naumburg), in: *FamRZ* 54(24) 2007: 2060–2062.

117. siehe dazu: Wakefield & Underwager 1988; Thoennes & Tjaden 1990; Bernet 1993; Undeutsch 1993; Rand 1993, 1997a, b; Loftus & Ketcham 1994, 1995; Ofse & Watters 1995; Gijseghem 1988, 1992, 1999; Gardner 1995, 1996, 1999a; Steller 1998; Pope *et al.* 1999; Bensussan 1999; Mollon 2002; Bensussan & Rault 2002; Ceci & Bruck 2002; Loftus 2003; Volbert 2004; Rault 2005; Bernet 2006; Summers & Summers 2006. Siehe dazu auch: Barden 2003, 2006; Lorandos 2006a.

118. Dazu auch Ollmann 2005; s. zu der komplexen Problematik auch S. Bäuerle & H,-M. Pawlowski (Hg.): Rechtsschutz gegen staatliche Erziehungsfehler. Das Vormundschaftsgericht als Erzieher. Baden-Baden, 1996.

119. G. Reich 1994; R.A.Warshak 2000; Summers & Summers 2006.

120. Gardner 1998a, 2001a.

121. Andritzky 2002a.

122. Häfele 2003.

123. Mattejat, Wüthrich & Remschmidt 2000.

124. Wiegand-Grefe *et al.* 2011.

125. siehe K. Hummel „Entsorgte Väter – Der Kampf um die Kinder: Warum Männer weniger Recht bekommen“, Kapitel: Väter als Täter? S. 160–185.

126. Sauber 2006; Major 2006.

127. siehe dazu auch die Fallgeschichten von betroffenen Eltern, z.B. auf www.pas-eltern.de; www.entfremdet.de; www.acalpa.org; www.parental-alienation-awareness.com; www.figlinegati.it;
128. Dolto 1988, 1996.
129. v. Uexküll 2002.
130. Siehe z.B. van der Kolk *et al.* 1996, 2000; Fischer & Riedesser 1998; Endres & Biermann 1998; Egle *et al.* 2000; Seidler *et al.* 2003; Sachsse 2004; Reddemann 2006; Franz & West-Leuer 2008.
131. Die deutsche Übersetzung erfolgte mit freundlicher Genehmigung der französischen «Association Contre l'Aliénation Parentale – Acalpa» (s. www.acalpa.org) durch Frau Ingrid Schmitt, Köln.
132. Die Namen wurden aus Gründen des Persönlichkeitsschutzes geändert.
133. siehe dazu Binckli 2001; Boch-Galhau & Kodjoe 2003; Finkelstein 2003; Baker 2005b, 2007; Summers & Summers 2006; auch Schilderungen von erwachsenen, ehemals entfremdeten Scheidungskindern auf www.eskhilfe.de.vu; www.takeroot.org; www.victimsofanotherwar.com (Film).
134. vgl. Eckhard-Henn & Hoffmann 2004; Summers & Summers 2006.
135. vgl. Cierpka & Cierpka 2000; Baker 2005a, b, 2007.
136. vgl. Kodjoe & Koeppel 1998b; Fischer & Riedesser 1998; Dulz & Schneider 1999; van der Kolk *et al.* 1996, 2000; Eckhard-Henn & Hoffmann 2004; Sachsse 2004; Summers & Summers 2006.
137. Der Name wurde aus Gründen des Persönlichkeitsschutzes geändert.
138. Die deutsche Übersetzung erfolgte mit freundlicher Genehmigung der französischen «Association Contre l'Aliénation Parentale – Acalpa» (s. www.acalpa.org) durch Frau Ingrid Schmitt, Köln.
139. Das Erstinterview wurde von Frau Dipl.-Psych. Ursula Kodjoe am 19. Oktober 2002 durchgeführt und ist publiziert in: v. Boch-Galhau, Kodjoe, Andritzky & Koeppel (2003) Das Parental Alienation Syndrom – eine interdisziplinäre Herausforderung für scheidungsbegleitende Berufe, 167–170. VWB – Verlag Wissenschaft & Bildung, Berlin.
140. Douglas Wolfsperger „Der entsorgte Vater, wie manchen Männern der Umgang mit ihren Kindern verwehrt wird", GEO-Wissen, DVD-Video, SWR-Arte, 2009.

141. K. Behr & P. Hartl, Entrissen (2011) Der Tag, als die DDR mir meine Mutter nahm. Droemer, München.

142. s. dazu die Web-Seiten, z. B. www.zwangsadoptierte-kinder.de und www.personen-suche-ddr.de, www.victimsofanotherwar.com, www.pas-awareness.com und www.acalpa.org, www.takeroot.org.

143. Spangenberg & Spangenberg 2002; Barden 2003, 2006; Füchsle-Voigt 2004, 2006; Juston 2006, 2011a, b; Johnston 2005, 2007.

144. Gardner 1998a, 2001a; Dulz & Schneider 1999; Kernberg *et al.* 2000; Hirigoyen 1998, 2003; Johnston & Girdner 2001; Andritzky 2002a; Blank 2003; Lasbats 2004, 2008; Summers & Summers 2006; Niklewski & Rieck-Niklewski 2006; Baker 2005b, 2007; Johnston 2005, 2007.

145. s. www.AK-cochem.de; s. a. Medieninformation des Ministeriums für Arbeit und Soziales/Justizministerium, Baden-Württemberg vom 22. September 2005 www.sozialministerium-bw.de.

146. Füchsle-Voigt 2004, 2006 und Füchsle-Voigt & Gorges 2008.

147. Rudolph 2003, 2007.

148. Festinger 1957.

149. R.A. Warshak (2010), Family bridges: Using insights from social science to reconnect parents and alienated children, *Family Court Review* 48(1): 48–80.

150. siehe dazu auch J.B. Kelly, Commentary on „Family bridges: Using insights from social science to reconnect parents and alienated children“ (Warshak, 2010), *Family Court Review* 48(1): 81–90.

151. R.A. Warshak & M.R. Otis (2010) Helping alienated children with family bridges: Practice, research, and the pursuit of “Humbition”, *Family Court Review* 48(1): 91–97.

152. J.M. Sullivan, P.A. Ward & R.M. Deutsch (2010), Overcoming barriers family camp: A program for high-conflict divorced families where a child is resisting contact with a parent, *Family Court Review* 48(1): 116–135.

153. Eine detaillierte Darstellung darüber findet sich in der renommierten Fachzeitschrift *Family Court Review (s.* Family Court Review, Vol. 48, Issue 1 (Jan. 2010), s. http://www3.interscience.wiley.com/journal/118499535/home).

154. vgl. z.B. Vestal 1999; Gardner 1998a, b, 1999b; 2001a, b; 2002a; Stuart-Mills-Hoch 2003; Goncalves & Grimaud de Vincenzi 2003; Lowenstein 1998, 2006a, b, c und 2007; Delfieu 2005.

155. vgl. Lampel 1986; Clawar & Rivlin 1991; Dunne & Hedrick 1994; Gardner 2001b, 2002a; Kopetski, Rand & Rand 2005, 2006; Erwoine 2005; Warshak 2005, 2006; vgl. dazu auch Fallvorstellung „B“ (Interview III), in: Boch-Galhau & Kodjoe 2003, S. 81–86; Baker 2005a, b, 2007; Everett 2006; Austin 2006.

156. In diesem Zusammenhang scheint uns folgende Feststellung von Gödde, in: Fthenakis (Hg.) (2008) *Begleiteter Umgang von Kindern – Ein Handbuch für die Praxis*, bei Fällen mit ausgeprägter Umgangsverweigerung in hochstrittigen Scheidungsfamilien von besonderem Interesse: „Direktive Einflussnahme in der Intervention setzt da ein, wo die Grenzen der familialen Autonomie erreicht sind. … Erfahrungsberichte aus den USA ermutigen zu einem stärker direktiven Vorgehen. Sie werden gestützt durch Forschungsergebnisse, die der sog. ‚Zwangsberatung‘ gleiche Erfolge bescheinigen wie denjenigen Interventionen, die nach dem Prinzip der Freiwilligkeit erfolgen“ (S. 302).

157. Gardner 2003; Barden 2003, 2006; Warshak 2003a, b, 2005, 2006; Baker 2005a, b, 2007; Levy 2006; Lorandos 2006 ; Lowenstein 2007; Hellblom-Sjögren 2012.

158. vgl. auch Madert & Boch-Galhau 1999; Baker 2005a, b, 2007; Summers & Summers 2006; Lowenstein 2006c, 2007; Brody 2006; Levy 2006; Kopetski 2006.

159. Siehe: R.A. Gardner, S.R. Sauber. & D. Lorandos (Hg.) (2006). The International Handbook of Parental Alienation Syndrome: Conceptual, Clinical and Legal Considerations, Charles C. Thomas Publisher Ltd., Springfield, Ill.; L.F. Lowenstein (2007). Parental Alienation. How to understand and address parental alienation resulting from acrimonious divorce or separation, Russelt House Publ, Dorset, UK.; W. Bernet (2008) Parental Alienation Disorder and DSM-V, in: *Am. Journal of Fam. Therapy* 36(5): 349–366; W. Bernet (2010) Parental Alienation, DSM-5, and ICD-11, C.C. Thomas Publisher, Springfield, Ill., USA, und W. Bernet, W. von Boch-Galhau, A.J.L. Baker & S. Morrison (2010) Parental Alienation, DSM-5, and ICD-11, *American Journal of Family Therapy* 38(2): 76– 87.

160. Prof. Gardner ist am 25. Mai 2003 in New Jersey (USA) verstorben.

161. z.B. Mullen *et al.* 1996; van der Kolk *et al.* 1996, 2000; Fischer & Riedesser 1998; Mattejat *et al.* 2000, dazu auch Häfele 2003; Egle

et al. 2000; Seidler *et al.* 2003; Brisch & Hellbrügge 2003; Hirsch 2004; Lasbats 2004, 2008; Sachsse 2004; Deegener & Körner 2005; Baker 2005 a, 2007; Reddemann 2006; Franz *et al.* 2008; Hirigoyen 2012, S. 108–151.

162. z.B. Crocp 1994; Damiani 1997; Hirigoyen 1998, 2003, 2012; Summers & Summers 2006; Hirigoyen 2012, S. 108–151.

163. z.B. Bowlby 1961, 1969, 1980; Brisch 2001; Strauss *et al.* 2002; Grossmann & Grossmann 2003a, 2003b, 2005, 2009; Brisch & Hellbrügge 2003, 2006, 2009; siehe dazu auch Baker 2007; Franz *et al.* 2008.

164. z.B. Katona 2007.

8. Literaturverzeichnis

ACALPA (Association Contre l'Alienation Parentale): l'Affaire d'Outreau, s. Dossier Special Outreau, www.acalpa.org.

AGUILAR, JOSÉ M. (2004). S. A. P.: Síndrome de Alienación Parental. Córdoba, Spain: Almuzara.

AGUILAR, JOSÉ M. (2005). El uso de los hijos en los procesos de separación: El Síndrome de Alienación Parental. *Revista de Derecho de Familia* 29(October-December 2005):71–82.

AGUILAR, JOSÉ M. (2007). Interferencias de las relaciones paterno filiales. El Síndrome de Alienación Parental y las nuevas formas de violencia contra la infancia. *Revista Psicología Educativa* 13(2): 101–116.

AMATO, P. R. & BOOTH, A. (2000). A Generation at Risk: Growing up in an Era of Family Upheaval, Harvard University Press.

ANDRE, K. & BAKER, A. J. L. I don't want to choose—How middle school kids can avoid choosing one parent over the other, The Vincent J. Fontana Center for Child protection , New York, 2009, www.amyjlbaker.com.

ANDRITZKY, W. (2002a). Verhaltensmuster und Persönlichkeitsstruktur entfremdender Eltern: Psychosoziale Diagnostik und Orientierungskriterien für Interventionen. *Psychotherapie in Psychiatrie, Psychotherapeutischer Medizin und Klinischer Psychologie* 7(2): 166–182.

ANDRITZKY, W. (2002b). Zur Problematik kinderärztlicher Atteste bei Umgangs- und Sorgerechtsstreitigkeiten. *Kinder- und Jugendarzt* 33(11): 885–889 und 33(12): 984–990.

ANDRITZKY, W. (2003a). Parental Alienation Syndrom – Nicht instrumentalisieren lassen. *Deutsches Ärzteblatt* 100(2): 81–82.

ANDRITZKY, W. (2003b). Kinderpsychiatrische Atteste im Umgangs- und Sorgerechtsstreit. *Praxis der Kinderpsychologie und Kinderpsychiatrie* 52(10): 794–811.

ANDRITZKY, W. (2006). The Role of Medical Reports in the Development of Parental Alienation Syndrome. In: GARDNER, R. A., SAUBER, S. R. & LORANDOS, D. (Eds.), The International Handbook of Parental Alienation Syndrome—Conceptual, Clinical and Legal Considerations, 195–208, C. C. Thomas, Springfield, Il.

AUSTIN, RB. (2006). PAS as a Child against Self. In: GARDNER, R. A., SAUBER, S. R. & LORANDOS, D. (Eds.), The International Handbook of Parental Alienation Syndrome—Conceptual, Clinical and Legal Considerations, 56–64, C. C. Thomas, Springfield, Il.

BAKALAR, E. (1998). Das Parental Alienation Syndrome (PAS) in der Tschechischen Republik, *Zentralblatt für Jugendrecht* (ZfJ). 85(6): 268.

BAKER, A. J. L. (2005a). The Long-Term Effects of Parental Alienation on Adult Children: A Qualitative Research Study. *American Journal of Family Therapy* 33: 289–302.

BAKER, A. J. L. (2005b). The Cult of Parenthood: A Qualitative Study of Parental Alienation, *Cultic Studies Review* 4(1): 1–29.

BAKER, A. J. L. (2007). Children of Parental Alienation Syndrome—Breaking the Ties that Bind. W. W. Norton & Company, New York, London.

BAKER, A. J. L. & DARNALL, D. (2006). Behaviors and Strategies Employed in Parental Alienation: A Survey of Parental Experiences, *Journal of Divorce & Remarriage* 45(1/2): 97–123.

BARDEN, R. C. (2003). Building Multi-Disciplinary Legal-Scientific Teams in PAS and Child Custody Cases. In: BOCH-GALHAU, W., VON KODJOE, U., ANDRITZKY, W. & KOEPPEL, P. (Hg.). Das Parental Alienation Syndrom – Eine interdisziplinäre Herausforderung für scheidungsbegleitende Berufe, 373–381. VWB – Verlag Wissenschaft und Bildung, Berlin.

BARDEN, R. C. (2006). Protecting the Fundamental Rights of Children and Families: Parental Alienation Syndrome and Family Law Reform. In: GARDNER, R. A., SAUBER, S. R. & LORANDOS, D. (Eds.), The International Handbook of Parental Alienation Syndrome—Conceptual, Clinical and Legal Considerations, 419–432, C. C. Thomas, Springfield, Ill.

BAURAIN, M. (2005) Dossier L´aliénation parentale. Pour poser les termes du débat. *Divorce et Séparation* 3: 5–12.

BÄUERLE, S. & MOLL-STROBEL, H. (2001). Eltern sägen ihr Kind entzwei, Trennungserfahrungen und Entfremdung von einem Elternteil. Auer, Donauwörth.

BÄUERLE, S. & PAWLOWSKI, H.M. (1996), Rechtsschutz gegen staatliche Erziehungsfehler. Das Vormundschaftsgericht als Erzieher, Nomos, Baden-Baden.

BAUSERMANN, R. (2002). Child Adjustment in Joint-Custody Versus Sole Custody Arrangements, *Journal of Family Psychology* 16(1): 91–102.

BEERMANN, M. (2004). Ein Prozess wird zum Justiz-Skandal. *Süddeutsche Zeitung* 121 vom 26.05.2004 (Themen des Tages).

BEHR, K. & HARTL, P. (2011). Entrissen – Der Tag, als die DDR mir meine Mutter nahm. Droemer-Verlag, München.

BEHREND, K. (2010). Kindliche Kontaktverweigerung nach Trennung der Eltern aus psychologischer Sicht. Entwurf einer Typologie. Dissertation an der Fakultät für Psychologie und Sportwissenschaften, Universität Bielefeld.

BENSUSSAN, P. (1999). Inceste, le piège du soupcon. Belfond, Paris.

BENSUSSAN, P. & RAULT, F. (2002). La dictature de l´emotion. Belfond, Paris.

BENSUSSAN, P. (2005) Interview du Docteur Bensussan. *Divorce et Séparation* 3: 77–89.

BENSUSSAN, P. (2009). L'aliénation parentale: vers la fin du déni? *Annales Médico-Psychologiques* 167: 409–415.

BERGMANN, E, JOPT, U.J. & REXILIUS, G. (2002). Lösungsorientierte Arbeit im Familienrecht. Intervention bei Trennung und Scheidung, Bundesanzeiger Verlagsgesellschaft.

BERNET, W. (1993) False statements and the differential diagnosis of abuse allegations. *Journal of the American Academy of Child and Adolescent Psychiatry* 32: 903–910.

BERNET, W. (2006). Sexual abuse allegations in the context of child custody disputes, In: GARDNER, R.A., SAUBER, R.S. & LORANDOS, D. The International Handbook of Parental Alienation Syndrome—Conceptual, Clinical and Legal Considerations, 242–263, C.C. Thomas Publ., Springfield, Il.

BERNET, W., (2008). Parental Alienation Disorder and DSM-V. *American Journal of Family Therapy* 36 (5): 349–366.

BERNET, W., W. VON BOCH-GALHAU, A.J.L. BAKER, & S. MORRISON (2010). Parental Alienation, DSM-5, and ICD-11. *American Journal of Family Therapy* 38(2): 76–187.

Bernet, W. (2010). Parental Alienation, DSM-5 and ICD-11, C.C. Thomas, Springfield, Ill.

Binckli, J. (2001). Trennung von Kindern und Geschwistern – Eine Fallgeschichte. In: Bäuerle, S. & Moll-Strobel, H. (Hrsg.). Eltern sägen ihr Kind entzwei, Trennungserfahrungen und Entfremdung von einem Elternteil, 96–107. Auer, Donauwörth.

Birchler-Hoop, U. (2002). Elternentfremdung, Störungen im Kontakt zwischen dem Kind und dem nicht-sorgeberechtigten Elternteil. *„Und Kinder"* 21(69): 37–52, hrsg. vom Marie-Meierhofer-Institut für das Kind, Zürich, www.mmizuerich.ch.

Blank, M. (2003). Anmerkungen zur Persönlichkeitsstruktur des betreuenden Elternteils als mögliche zentrale Ursache für die Entstehung eines elterlichen Entfremdungssyndroms. In: Boch-Galhau, W., von Kodjoe, U., Andritzky, W. & Koeppel, P. (Hg.). Das Parental Alienation Syndrom – Eine interdisziplinäre Herausforderung für scheidungsbegleitende Berufe, 343–351. VWB – Verlag Wissenschaft und Bildung, Berlin.

Boch-Galhau, W. von (2001). Trennung und Scheidung im Hinblick auf die Kinder und die Auswirkungen auf das Erwachsenenleben unter besonderer Berücksichtigung des Parental Alienation Syndrome (PAS). In: Bäuerle, S. & Moll-Strobel, H. (Hrsg.). Eltern sägen ihr Kind entzwei, Trennungserfahrungen und Entfremdung von einem Elternteil, 37–64. Auer, Donauwörth.

Boch-Galhau, W. von (2002a). Le Syndrome d´Aliénation Parentale (SAP/PAS) – Impacts de la séparation et du divorce sur les enfants et sur leur vie d´adulte. *Synapse, Journal de Psychiatrie et Système Nerveux Central* 188: 23–34.

Boch-Galhau, W. von (2002b). Sindrome de Alienación Parental (PAS): Influencia de la separación y el divorcio sobre la vida adulta de los hijos. *Revista Argentina de Clinica Psicologica* XI(2): 113–138, www.aigle.org.ar.

Boch-Galhau, W. von, Kodjoe, U., Andritzky, W. & Koeppel, P. (Hrsg.). (2003). Das Parental Alienation Syndrom – Eine interdisziplinäre Herausforderung für scheidungsbegleitende Berufe/The Parental Alienation Syndrome (PAS)—An Interdisciplinary Challenge for Professionals Involved in Divorce. VWB – Verlag Wissenschaft und Bildung, Berlin.

Boch-Galhau, W. von & Kodjoe, U. (2003) Parental Alienation Syndrome – Psychische Folgen für erwachsene Scheidungskinder und für betroffene Eltern. *Interdisziplinäre Fachzeitschrift Kindesmisshandlung und -vernachlässigung* 6(1/2): 66–97. Deutsche Gesellschaft gegen Kindesmisshandlung und -vernachlässigung (DGgKV): www.dggkv.de.

Boch-Galhau, W. von & Kodjoe, U. (2005). Syndrome d'aliénation parentale: une forme de maltraitance psychologique des enfants en cas de séparation ou de divorce conflictuel des parents. *Divorce et Séparation* 3: 91–115.

Boch-Galhau, W. von & Kodjoe, U. (2006). Syndrome d'aliénation parentale: une forme souséstimée de maltraitance psychologique des enfants en cas de séparation ou de divorce conflictuel des parents. *Synapse, Journal de Psychiatrie et Système Nerveux Central* 227: 11–18.

Boch-Galhau, W. von & Kodjoe, U. (2006). Psychologicial consequences of PAS indoctrination for adult children of divorce and the effects of alienation on parents. In: Gardner, R.A.,Sauber, S.R. & Lorandos, D. (eds.) International Handbook of Parental Alienation Syndrome: Conceptual, Clinical and Legal Considerations, 310–322. C.C. Thomas Publisher, Springfield, Il.

Boch-Galhau, W. von & Kodjoe, U. (2007). Endoctrinement et rupture des liens en cas de «Syndrome d'Aliénation Parentale»: Conséquences psychologiques sur les enfants du divorce devenus adultes. *Revue Internationale de Psychosociologie* XIII(30): 89–111 (www.eska.fr).

Bolaños Cartujo, José Ignacio (2000). Estudio Descriptivo Del Síndrome De Alienación Parental En Procesos De Separación y Divorcio. Diseño y Aplicación De Un Programa Piloto De Mediación Familiar. Dissertation, Universitat Autónoma de Barcelona, Barcelona.

Bolaños Cartujo, José Ignacio (2002). El síndrome de alienación parental. Descripción y abordajes psico-legales. *Psicopatología Clínica Legal y Forense* 2(3): 25–45.

Bolaños Cartujo, José Ignacio (2008). Hijos alineados y padres alienados. Mediación familiar en rupturas conflictivas. Madrid: Reus.

Bolaños Cartujo, José Ignacio (2009). Del Síndrome de Alienación Parental al Síndrome de Alienación Familiar a través de una Mediación Transicional. *Proyecto Hombre* 66: 36–39.

Bowlby, J. (1961). Die Trennungsangst, *Psyche* 15: 411–461.

Bowlby, J. (1969). Attachment and Loss, Vol. 1. Attachment. Basic Books, New York.

Bowlby, J. (1980). Attachment and Loss, Vol. 3. Loss, Sadness and Depression. Basic Books, New York

BRICKLIN, B. & ELLIOTT, G. (2006) Psychological Test-Assisted Detection of Parental Alienation Syndrome. In: GARDNER, R.A., SAUBER, S.R. & LORANDOS, D. (Eds.), The International Handbook of Parental Alienation Syndrome—Conceptual, Clinical and Legal Considerations, 264–275, C.C. Thomas, Springfield, Il.

BRISCH, K.H. (2001). Bindungsstörungen (4. Aufl.). Klett-Cotta, Stuttgart.

BRISCH, K.H. & HELLBRÜGGE, T. (Hg.). (2003). Bindung und Trauma. Klett-Cotta, Stuttgart.

BRISCH, K.H. & HELLBRÜGGE, T. (Hg.). (2006) Kinder ohne Bindung – Deprivation, Adoption und Psychotherapie, Klett-Cotta, Stuttgart.

BRISCH, K.H. & Hellbrügge, T. (Hg.). (2009) Wege zu sicheren Bindungen in Familie und Gesellschaft, Klett-Cotta, Stuttgart.

BROCA, R. (2005) Interview au sujet de «l' Aliénation Parentale» recueillis pour l'association «Acalpa» par Olga Odinetz, mai–juillet 2005. www.acalpa.org (Nos invités).

BRODY, B. (2006) The Misdiagnosis of PAS. In: GARDNER, R.A., SAUBER, S.R. & LORANDOS, D. (Eds.), The International Handbook of Parental Alienation Syndrome—Conceptual, Clinical and Legal Considerations, 209–227, C.C. Thomas, Springfield, Il.

BRON, B., STRACK, M. & RUDOLPH, G. (1991). Childhood experiences of loss and suicide attempts: significance in depressive states of major depressed and dysthymic or adjustment disordered patients. *Journal of affective disorders* 23: 165–172.

BRUCH, C.S. (2001). Parental Alienation Syndrome: Getting it Wrong in Child Custody Cases. *Family Law Quarterly* 35(3): 527–552.

BRUCH, C. S. (2002). Parental Alienation Syndrome und Parental Alienation: Wie man sich in Sorgerechtsfällen irren kann. *Zeitschrift für das gesamte Familienrecht* 49(19): 1304–1315.

BÜTE, D. (2001). Das Umgangsrecht bei Kindern geschiedener oder getrennt lebender Eltern: Ausgestaltung – Verfahren – Vollstreckung. Erich Schmidt-Verlag, Berlin.

BURRILL, J. (2002). Parental Alienation Syndrome in Court Referred Custody Cases. A Dissertation presented to the Graduate Faculty of the College of Behavioral Sciences, Northcentral University. Dissertation.com, USA, www.dissertation.com/library/1121490a.htm.

BURRILL, J. (2006a). Descriptive statistics of the mild, moderate, and severe characteristics of Parental Alienation Syndrome, In: GARDNER, R.A., SAUBER, S.R. & LORANDOS, D.: The International Handbook of Parental Alienation Syndrome—Conceptual, Clinical and Legal Considerations, 49–55, C. C. Thomas Publ., Springfield, Il.

Burrill, J. (2006b). Reluctance to verify PAS as a Legitimate Syndrome. In: Gardner, R. A., Sauber, S. R. & Lorandos, D.: The International Handbook of Parental Alienation Syndrome—Conceptual, Clinical and Legal Considerations, 323–330, C. C. Thomas Publ., Springfield, Il.

Camps, A. (2003). Psychiatrische und psychosomatische Konsequenzen für PAS-Kinder/Psychiatric and Psychosomatic Consequences for PAS Children In: Boch-Galhau, W. von, Kodjoe, U., Andritzky, W. & Koeppel, P. (Hg.).: Das Parental Alienation Syndrom – Eine interdisziplinäre Herausforderung für scheidungsbegleitende Berufe/The Parental Alienation Syndrome (PAS), 143–155. VWB – Verlag Wissenschaft und Bildung, Berlin.

Ceci, S. J. & Bruck, M. (2002). Jeopardy in the Courtroom—A Scientific Analysis of Children's Testimony (6. Aufl.). American Psychological Association, Washington, DC.

Chaplier, L. (2003). Le SAP, Syndrome d´Aliénation Parentale. *Emergence* 1: 27–35.

Cierpka, M. & Cierpka, A. (2000). Die Identifikationen eines missbrauchten Kindes. *Psychotherapeut* 42: 98–105.

Clawar, S. S. & Rivlin, B. V. (1991). Children Held Hostage. Dealing with Programmed and Brainwashed Children. American Bar Association, Division of Family Law, Chicago.

Coordinadora de Psicologia Juridica del Consejo General de Colegios Oficiales de Psicólogos de España: Consideraciones en torno a la Pertinencia del Síndrome de Alienación parental en la evaluación psicológica, http://www.infocop.es/view_article.asp?id=1942&cat=9;

Crocp, L. (1994). Les Victimes psychiques, *Victimologie* (novembre): 25–33.

Cyr, F. (2006). La recherche peut-elle éclairer nos pratiques et aider à mettre un terme à la polémique concernant la garde partagée? *Revue Québécoise de Psychologie* 27(1): 79–114.

Damiani, C. (1997). Les victimes: Violences publiques et crimes privés, Bayard, Paris.

Deegener, G. & Körner, W. (Hg.), (2005). Kindesmisshandlung und Vernachlässigung – Ein Handbuch, Hogrefe, Göttingen.

DELFIEU, J.-M. (2005) Syndrome d'aliénation parentale – Diagnostic et prise en charge médico-juridique, *Experts* 67: 24–30.

DETTENBORN, H. (2001). Kindeswohl und Kindeswille: Psychologische und rechtliche Aspekte. Ernst Reinhardt, München.

DEUTSCH, ROBIN, MATTHEW SULLIVAN & PEGGY WARD (2008). Breaking barriers: An innovative program for alienated and estranged children. *AFCC News* 27: 8–9.

DIMDI: DEUTSCHES INSTITUT FÜR MEDIZINISCHE DOKUMENTATION UND INFORMATION (1994). ICD 10 – Internationale statistische Klassifikation der Krankheiten und verwandter Gesundheitsprobleme, 10. Revision. Huber, Bern.

DOLTO, F. (1988). Quand les parents se séparent, Seuil, Paris.

DOLTO, F. (1996). Scheidung – wie ein Kind sie erlebt, Klett-Cotta, Stuttgart.

DULZ, B. & SCHNEIDER, A. (1999). Borderline-Störungen, Theorie und Therapie (2. Aufl.). Schattauer, Stuttgart.

DUNNE, J. & HEDRICK, M. (1994). The Parental Alienation Syndrome: an Analysis of Sixteen Selected Cases. *Journal of Divorce and Remarriage* 21(3/4): 21–38.

EBERT, K. (2003). Die Rechtssituation bei Kindesentfremdung im europäischen Vergleich, dargestellt vornehmlich an Fallbeispielen der Straßburger Menschenrechts-Judikatur. In: BOCH-GALHAU, W. VON, KODJOE, U., ANDRITZKY, W. & KOEPPEL, P. (Hg.).: Das Parental Alienation Syndrom – Eine interdisziplinäre Herausforderung für scheidungsbegleitende Berufe/The Parental Alienation Syndrome (PAS), 19–54. VWB – Verlag Wissenschaft und Bildung, Berlin.

ECKHARDT-HENN, A.(2000). Artifizielle Störungen und Münchhausen-Syndrom. In: KERNBERG, O.F., DULZ, B. & SACHSSE, U. (Hg.). Handbuch der Borderline-Störungen, 331–345. Schattauer, Stuttgart.

ECKHARDT-HENN, A. & HOFFMANN, S.O. (Hg.) (2004) Dissoziative Bewusstseinstörungen – Theorie, Symptomatik, Therapie, Schattauer, Stuttgart.

EGLE, U.T., HOFFMANN, S.O. & JORASCHKY, P. (Hg.) (2000). Sexueller Mißbrauch, Misshandlung, Vernachlässigung, Erkennung und Therapie psychischer und psychosomatischer Folgen früher Traumatisierungen, (2. Aufl.), Schattauer, Stuttgart.

ENDRES, M. & BIERMANN, G. (Hg.) (1998). Traumatisierung in Kindheit und Jugend, Reinhardt, München.

ERWOINE, D. (2004) Le Syndrome d'Aliénation Parentale. Mémoire réalisé en vue de l'obtention du titre de licencié en Psychologie. Université de Liège, Faculté de Psychologie et des Sciences de l'Education (FAPSE).

ERWOINE, D. (2005) Les traitements du syndrome d'aliénation parentale. *Divorce et Séparation* 3: 117–125.

Europäischer Gerichtshof für Menschenrechte (EGMR):
– in der Sache Elsholz ./. BRD, Urteil vom 13. Juli 2000 – 25725/94; dt. Übersetzung abgedruckt in: *Der Amtsvormund* (2000) 73(8): 679–689.
– in der Sache Sommerfeld ./. BRD, Urteil vom 8. Juli 2003 – 31871/96; www.echr.coe.int/European Court of Human Rights/Judgements and Decisions/List of Recent Judgements, p. 10, No. 99 from 08/07/2003.
– in der Sache: Görgülü ./. Deutschland, Urteil vom 26. Februar 2004, No. 74969/01, www.echr.coe.int.
– in der Sache: Plasse-Bauer ./. Frankreich, Urteil vom 28. Februar 2006, No. 21324/02, www.echr.coe.int.
– in der Sache Comet ./. Finnland, Urteil vom 9. Mai 2006, No. 18249/02, www.echr.coe.int.
– in der Sache Bianchi ./. Schweiz, Urteil vom 22. Sept. 2006, No. 7548/04, www.echr.coe.int.
– in der Sache Koudelka ./. Tschechische Republik, Urteil vom 20. Juli 2006, No. 1633/05, www.echr.coe.int.
– in der Sache Zavrel ./. Tschechische Republik, Urteil vom 18. Jan. 2007, No. 14044/05, www.echr.coe.int.
– in der Sache Pawlik ./. Polen, Urteil vom 19. Juni 2007, No. 11638/02, www.echr.coe.int.

EVERETT, C.A. (2006): Family therapy for parental alienation syndrome: Unterstanding the interlocking pathologies, In: GARDNER, R.A., SAUBER, S.R. & LORANDOS, D.: The International Handbook of Parental Alienation Syndrome—Conceptual, Clinical and Legal Considerations, 228–241, C.C. Thomas Publ., Springfield, Il.

FALLER, K.C. (1998). The parental alienation syndrome: What is it and what data support it? *Child Maltreatment* 3(2): 100–115.

FARKAS, M.M. (2011). An Introduction to Parental Alienation Syndrome, *Journal of Psychosocial Nursing* 49(4): 20–26.

FEGERT, J.M. (2001). Parental Alienation oder Parental Accusation Syndrome? Die Frage der Suggestibilität, Beeinflussung und Induktion in

Umgangsrechtsgutachten. *Kindschaftsrechtliche Praxis [Kind-Prax]* 4(1): 3–7 und 4(2): 39–42.

FESTINGER, L. (1957). A Theory of Cognitive Dissonance. Stanford, California: Stanford University Press.

FIDLER, B. J., N. BALA, R. BIRNBAUM & K. KAVASSALIS (2008). Challenging Issues in Child Custody Assessments: A Guide for Legal and Mental Health Professionals. Toronto: Thomson Carswell.

FIDLER, B. & BALA, N. (2010a). Guest editors' introduction to special issue on alienated children in divorce and separation: Emerging approaches for families and courts, *Family court review* 48(1): 6–9. The Journal of the Association of Family and Conciliation Courts (AFCC).

FIDLER, B. & BALA, N. (2010 b) Children Resisting Postseparation Contact with a Parent: Concepts, Controversies, and Conundrums, *Family court review* 48(1): 10–47. The Journal of the Association of Family and Conciliation Courts (AFCC).

FIGDOR, H. (2003). Psychodynamik bei sogenannten „Entfremdungsprozessen" im Erleben von Kindern – ein kritischer Beitrag zum PAS-Konzept. In: BOCH-GALHAU, W. VON, KODJOE, U., ANDRITZKY, W. & KOEPPEL, P. (Hg.).: Das Parental Alienation Syndrom – Eine interdisziplinäre Herausforderung für scheidungsbegleitende Berufe/The Parental Alienation Syndrome (PAS), 187–206. VWB – Verlag Wissenschaft und Bildung, Berlin.

FINKELSTEIN, C. (2003). The Heart of an Abducted and Alienated Child/Sarah or Cecilie—The Identity Issue. In: BOCH-GALHAU, W. VON, KODJOE, U., ANDRITZKY, W. & KOEPPEL, P. (Hg.).: Das Parental Alienation Syndrom – Eine interdisziplinäre Herausforderung für scheidungsbegleitende Berufe/The Parental Alienation Syndrome (PAS), 175–185. VWB – Verlag Wissenschaft und Bildung, Berlin.

FISCHER, G. & RIEDESSER, P. (1998). Lehrbuch der Psychotraumatologie. Ernst Reinhardt, München, Basel.

FISCHER, W. (1998). The Parental Alienation Syndrome (PAS) und die Interessenvertretung des Kindes – ein kooperatives Interventionsmodell für Jugendhilfe und Gericht, Frankfurt. *Nachrichtendienst des deutschen Vereins, Eigenverlag des Deutschen Vereins für öffentliche und private Fürsorge* 10: 306–309 und 11: 343–348.

FISCHER, W. (2003). Möglichkeiten von Verfahrenspflegern in der Arbeit mit PAS-Fällen – Grundsätzliche Aspekte. In: BOCH-GALHAU, W. VON, KODJOE, U., ANDRITZKY, W. & KOEPPEL, P. (Hg.).: Das Parental Alienation

Syndrom – Eine interdisziplinäre Herausforderung für scheidungsbegleitende Berufe/The Parental Alienation Syndrome (PAS), 315–321. VWB – Verlag Wissenschaft und Bildung, Berlin.

FRANZ, M., LIEBERZ, K., SCHMITZ, N. & SCHEPANK, H. (1999). Wenn der Vater fehlt. Epidemiologische Befunde zur Bedeutung früher Abwesenheit des Vaters für die psychische Gesundheit im späteren Leben. *Zeitschrift für psychosomatische Medizin und Psychoanalyse* 45: 260–278.

FRANZ, M., HÄFNER, S., LIEBERZ, K., REISTER, G. & TRESS, W. (2000). Der Spontanverlauf psychogener Beeinträchtigung in einer Bevölkerungsstichprobe über 11 Jahre. *Psychotherapeut* 45: 99–107.

FRANZ, M. & WEST-LEUER, B. (Hg.) (2008). Bindung – Trauma – Prävention. Entwicklungschancen von Kindern und Jugendlichen als Folge ihrer Beziehungserfahrungen. Psychosozial-Verlag, Gießen.

FRANZ, M. & KARGER, A. (Hg.) (2011). Neue Männer – muss das sein? Risiken und Perspektiven der heutigen Männerrolle, Vandenhoeck & Ruprecht, Göttingen.

FRIEDRICHSEN, G. (1995). Über den Prozess gegen die „Kinderschänder" von Worms, *Spiegel* (7) vom 13.02.95: 106–116.

FRIEDRICHSEN, G. (2005). Ausgestanden ist die Sache nicht, Nachlese zu den legendären Wormser Missbrauchsprozessen, *Spiegel* (9) vom 28.02.05: 50–56.

FRIEDRICHSEN, G. (2007). So etwas darf nicht sein – gegen den ehemaligen Leiter des Kinderheimes Spatzennest wird wegen des Verdachts auf sexuellen Kindesmissbrauch ermittelt, *Spiegel* (48) vom 26.11. 07: 63–64.

FRITZ, B. (2006). In den Fängen der Amtsgewalt. *Frankfurter Allgemeine Zeitung* 12, vom 14.01.2006: 3.

FTHENAKIS, W. E., WALBINER, W. & WOLF, J. (1995). Gruppeninterventionsprogramm für Kinder mit getrennt lebenden oder geschiedenen Eltern; Trennungs- und Scheidungskinder, hg. LBS-Initiative Junge Familie, Beltz, Weinheim.

FTHENAKIS, W. E. (Hg.), (2008). Begleiteter Umgang von Kindern – Ein Handbuch für die Praxis, C. H. Beck, München.

FÜCHSLE-VOIGT, T. (2004). Verordnete Kooperation im Familienkonflikt als Prozess der Einstellungsänderung: Theoretische Überlegungen und praktische Umsetzung. F*amilie, Partnerschaft und Recht (FPR)* 10(11): 600–602.

Füchsle-Voigt, T. (2006) Coopération ordonnée dans le conflit familial comme processus d´ajustement: Réflexions théoriques et transposition pratique, *Divorce et Séparation* 5: 101–109.

Füchsle-Voigt, T. & Gorges, M. (2008) Einge Daten zum Cochemer Modell. *Zeitschrift für Kindschaftsrecht und Jugendhilfe (ZKJ)* 5/2008: 246–248.

Gagné, M-H. & Drapeau, S. (2005) L´aliénation parentale est-elle une forme de maltraitance psychologique? *Divorce et Séparation* 3: 29–42.

Gagnon, S. W. (2006) Parental Alienation: How to deal with it in your family law case, *Journal of Parental Alienation* 1(5): 1, 2, 15–21 und 2(2): 1, 2, 19–24.

Gardner, R.A. (1985). Recent trends in divorce and custody litigation. *The Academy Forum* 29(2): 3–7.

Gardner, R.A. (1995) Protocols for the Sex-Abuse Evaluation, Cresskill, NJ, Creative Therapeutics.

Gardner, R.A. (1996) Psychotherapy with sex-abuse victims, true, false, hysterical, Cresskill NJ, Creative Therapeutics.

Gardner, R.A. (1998a). The Parental Alienation Syndrome (2. Aufl.). Creative Therapeutics, Cresskill, NJ.

Gardner, R.A. (1998b). Recommendations for Dealing with Parents who Induce a Parental Alienation Syndrome in their Children, *Journal of Divorce and Remarriage* 28(3/4): 1–23.

Gardner, R.A. (1999a). Differentiating between Parental Alienation Syndrome and Bona Fide Abuse-Neglect. *American Journal of Family Therapy* 27(2): 97–107.

Gardner, R.A. (1999b). Family therapy of the moderate type of Parental Alienation Syndrome, *American Journal of Family Therapy* 27: 195–212.

Gardner, R.A. (2001a). Therapeutic Interventions for Children with Parental Alienation Syndrome. Creative Therapeutics, Cresskill, NJ.

Gardner, R.A. (2001b). Should courts order PAS-children to visit/reside with the alienated parent? A Follow-up Study. *American Journal Forensic Psychology* 19(3): 61–106.

Gardner, R.A. (2002a, 2010 [3. Aufl.]). Das elterliche Entfremdungssyndrom, Anregungen für gerichtliche Sorge- und Umgangsregelungen. VWB – Verlag Wissenschaft und Bildung, Berlin.

Gardner, R.A. (2002b). Erwiderung zu dem Beitrag von C. S. Bruch, *FamRZ* 2002: 1304–1315, in: *FamRZ* 49(24): 1689–1690.

Gardner, R.A. (2002c). Stellungnahme zum Artikel von C.S. Bruch "Parental Alienation Syndrome and Parental Alienation: Getting it Wrong in Child Custody Cases", *Family Law Quarterly* 35(3): 527–552, 2001 [Deutsche Übersetzung: Elterliches Entfremdungssyndrom und elterliche Entfremdung: Fehlentscheidungen in Sorgerechtsverfahren, *FamRZ* 49(19): 1304–1315], in deutscher und englischer Sprache verfügbar unter: www.rgardner.com/refs und www.pas-konferenz.de „Aktuelle Kontroversen um PAS/Contributions to the current PAS controversy".

Gardner, R.A. (2003). The Parental Alienation Syndrome—Past, Present and Future. In: Boch-Galhau, W. von, Kodjoe, U., Andritzky, W. & Koeppel, P. (Hg.).: Das Parental Alienation Syndrom – Eine interdisziplinäre Herausforderung für scheidungsbegleitende Berufe/The Parental Alienation Syndrome (PAS), 89–124. VWB – Verlag Wissenschaft und Bildung, Berlin.

Gardner, Richard A. (2004). Commentary on Kelly and Johnston's "The Alienated Child: A reformulation of parental alienation syndrome". *Family Court Review* 42(4): 611–621.

Gardner, R.A., Sauber, S.R. & Lorandos, D. (Hg.) (2006). The International Handbook of Parental Alienation Syndrome: Conceptual, Clinical and Legal Considerations, Charles C. Thomas Publisher Ltd., Springfield, Illinois, www.ccthomas.com.

Garrity, C.B. & M.A. Baris (1994). Caught in the Middle: Protecting the Children of High-Conflict Divorce. New York: Lexington Books.

Gerhardt, P., von Heintschel-Heinegg, B. & Klein, M. (Hg.) (2008). Handbuch des Fachanwalts Familienrecht, 6. Auflage, Kap. 4 (D. Büte), Rd.-Nr. 595–599, S. 446–447. Luchterhand, München.

Gijseghem, H. van (1988). La Personnalité de l´abuseur sexuel. Méridien, Montréal.

Gijseghem, H. van (1992). L´enfant mis à nu, L´allégation d´abus sexuel: La recherche de la vérité.Méridien, Montréal.

Gijseghem, H. van (1999). Us et Abus de la mise en mots en matière d'abus sexuel. Méridien, Montréal.

Gijseghem, H. van (2002). Le Syndrome d´Aliénation Parentale. *La Revue d´Action Juridique et Sociale (RAJS)* 222: 31–35.

Gijseghem, H. van (2004). L´aliénation parentale: les principales controverses. *La Revue d´Action Juridique et Sociale (RAJS)* 237: 11–17.

GIJSEGHEM, H. VAN (2005) L´aliénation parentale : points controversés. *Divorce et Separation* 3: 13–27.

GÖDDE, M. (2008) Indikationsspezifische Strategien (Kap. 8), – Indikation: Umgangsverweigerung bzw. Kontaktverunsicherung; In: FTHENAKIS, W. E. (Hg.), Begleiteter Umgang von Kindern – Ein Handbuch für die Praxis, 245–305, C. H. Beck, München.

GOLDWATER, A. (1991). Le Syndrome d´Aliénation Parentale. In: Développements récents en droit familial, 121–145. Yvon Blais, Cowansville, Québec.

GÓMEZ, P. (2008). Síndrome de Alienación Parental (SAP) [Parental Alienation Syndrome (PAS)] [Spanish]. *Revista de derecho de familia: Doctrina, Jurisprudencia, Legislación* 38: 63–80.

GONCALVES, P. & GRIMAUD DE VINCENZI, A. (2003) D´Ennemis à Coéquipiers : Le difficile apprentissage de la coparentalité après un divorce conflictuel. *Thérapie familiale* 24(3): 239–253.

GORDON, R. M. (1998). The Medea Complex and the Parental Alienation Syndrome: When Mothers Damage Their Daughtes Ability to Love a Man. In: FENCHEL G. H. (Ed.) The mother-daughters' relationship echoes through time, 207–225. Jason Aronson, Northvale, NJ.

GOUDARD, B. (2008). Le Syndrome d'Aliénation Parentale. Thèse de doctorat de médecine soutenue le 23 octobre 2008, à l'universite Claude Bernard Lyon 1, faculté de médecine Lyon-Nord, http://www.acalpa.org/pdf/sapthese.pdf

GROSSMANN, K. & GROSSMANN, K. E. (2003a) Elternbindung und Entwicklung des Kindes in Beziehungen, in: HERPERTZ-DAHLMANN, B., RESCH, F., SCHULTE-MARKWORT, M. &, WARNKE, A. (Hg). Entwicklungspsychiatrie. Biopsychologische Grundlagen und die Entwicklung psychiatrischer Störungen, 115–135, Schattauer, Stuttgart, New York.

GROSSMANN, K. & GROSSMANN, K. E. (2003b) Bindung und menschliche Entwicklung, John Bowlby, Mary Ainsworth und die Grundlagen der Bindungstheorie, Klett-Cotta.

GROSSMANN, K. & GROSSMANN, K. E. (2005) Bindungen – das Gefüge psychischer Sicherheit, Klett-Cotta, Stuttgart.

GROSSMANN, K. E. & GROSSMANN, K. (2009) 50 Jahre Bindungstheorie: Der lange Weg der Bindungsforschung zu neuem Wissen über klinische und praktische Anwendungen, In: BRISCH, K. H. & HELLBRÜGGE, T. (Hg.). Wege zu sicheren Bindungen in Familie und Gesellschaft, 12–51, Klett-Cotta, Stuttgart.

GULOTTA, G., A. CAVEDON & M. LIBERATORE (2008). La Sindrome di Alienazione Parentale (PAS): Lavaggio del cervello e programmazione dei figli in danno dell'altro genitore. Milan, Italy: Giuffrè.

HÄFELE, G. (2003) Seelisch erkrankte Eltern und Kindeswohlgefährdung, *Familie, Partnerschaft und Recht (FPR)* 9(6): 307–312.

HELLBLOM-SJÖGREN, L. (2003). Making a Parent Dangerous—PAS in Sweden and Norway/Einen Elternteil gefährlich machen – PAS in Schweden und Norwegen. In: BOCH-GALHAU, W. VON, KODJOE, U., ANDRITZKY, W. & KOEPPEL, P. (Hg.).: Das Parental Alienation Syndrom – Eine interdisziplinäre Herausforderung für scheidungsbegleitende Berufe/ The Parental Alienation Syndrome (PAS), 235–248. VWB– Verlag Wissenschaft und Bildung, Berlin.

HELLBLOM-SJÖGREN, L. (2006). PAS in Compulsory Public Custody Conflicts. In: GARDNER, R.A., SAUBER, S.R. & LORANDOS, D. (Eds.), The International Handbook of Parental Alienation Syndrome—Conceptual, Clinical and Legal Considerations, 131–152, C.C. Thomas, Springfield, Il.

HELLBLOM-SJÖGREN, L. (2012). Barnetsrätt till familjeliv, 25 Svenska Fallstudier, [The Child's Right to Family Life, 25 Swedish Case Studies], Studentlitteratur.

HESS, L. & CAMARA, K. (1979). Postdivorce Family Relationships. *Journal of Social Issues* 35: 79–96.

HETHERINGTON, E., HETHERINGTON, G., COX, R. & COX, M. (1982). Effects of Divorce on Parents and Children. In: LAMB (Ed.). Nontraditional Families. Parenting and Child Development. Erlbaum Associates, Hillsdale, NJ.

HEYNE, C. (1996). Die sanfte Gewalt: Narzisstischer Missbrauch. In: C. HEYNE Täterinnen – offene und versteckte Aggression von Frauen, 337–356. Knaur, München.

HIRIGOYEN, M.-F. (1998). Le harcèlement moral. La violence perverse au quotidien, La Découverte & Syros, Paris.

HIRIGOYEN, M.-F. (2003). Die Masken der Niedertracht – Seelische Gewalt im Alltag und wie man sich dagegen wehren kann (2. Aufl.). Deutscher Taschenbuch Verlag (DTV), München.

HIRIGOYEN, M.-F. (2012). Abus de faiblesse et autres manipulations, 108–151. Ed. JCLattès, Paris.

HIRSCH, M. (2004) Psychoanalytische Traumatologie – Das Trauma in der Familie, Schattauer, Stuttgart.

Hövel, G. ten (2003). Liebe Mama, böser Papa, Eltern-Kind-Entfremdung nach Trennung und Scheidung – Das PAS-Syndrom. Kösel, München.

Hummel, K. (2010). Entsorgte Väter – Der Kampf um die Kinder: Warum Männer weniger Recht bekommen, Lübbe-Verlag, Köln.

Jarne Esparcia, Adolpho & Mila Arch Marin (2009). DSM, salud mental y síndrome de alienación parental. *Papeles del Psicólogo* 30(1): 86–91.

Jeanes, M. K. (2003). Children of Divorce—A View from the Bench (DVD, 42 min.), Clerk of Superior Court, Maricopa County, Phoenix, AZ. www.familysupportcenter.com/tiesandknots/videos.html.

Johnston, J. R. (1993). Children of Divorce Who Refuse Visitation. In: C. Depner & J. H. Bray (Eds.) Non-Residential Parenting: New Vistas in Family Living, 109–135. Newbury Park, California: Sage.

Johnston, J. R. (2005). Children of Divorce Who Reject a Parent and Refuse Visitation: Recent Research and Social Policy Implications for the Alienated Child, *Family Law Quarterly* 38(4): 757–775.

Johnston, J. R. (2007). Entfremdete Scheidungskinder? – Neuere Forschungsergebnisse und Lösungsansätze, *Zeitschrift für Kinderschaftsrecht und Jugendhilfe (ZKJ)* 6. 218–224.

Johnston, J. R. & Roseby, V. (1997). In the name of the child; A developmental approach to understanding and helping children of conflicted and violent divorce; Free Press, New York

Johnston, J. R. & Girdner, L. K. (2001). Family Abductors: Descriptive Profiles and Preventive Interventions. *Juvenile Justice Bulletin* 1: 1–7. U.S. Department of Justice, Washington, DC.

Johnston, J. R. & Kelly, J. B. (2004). Rejoinder to Gardner's "Commentary on Kelly and Johnston's 'The Alienated Child: A reformulation of parental alienation syndrome.'". *Family Court Review* 42(4): 622–628.

Jopt, U. J. (1998). Wir müssen den seelischen Missbrauch von Kindern verhindern. In: Schmidt, A. (Hg.). Mehr Vater fürs Kind – auch nach Trennung und Scheidung, 224–232. Beltz, Weinheim.

Jopt, U. J. & Behrend, K. (2000). Das Parental Alienation Syndrome (PAS) – Ein Zwei-Phasen-Modell. *Zentralblatt für Jugendrecht (ZfJ)* 87(6): 223–231 und *ZfJ* 87(7): 258–271.

Jopt, U. J. & Zütphen, J. (2002). Elterliche PASsivität nach Trennung – Zur Bedeutung des betreuenden Elternteils für die PAS-Genese. In: Fabian, T., Jacobs, G., Nowara, S. & Rode, I. (Hg.). Qualitätssicherung in der Rechtspsychologie. Beiträge zur rechtspsychologischen Praxis, Band 2, 183–196. LIT-Verlag, Münster.

JUSTON, M. (2006). Interview au sujet de la médiation familiale dans la résolution des conflits lors de la séparation et le divorce des parents, recueillis pour l'association «Acalpa» par Olga Odinetz, Februar 2006, www.acalpa.org (Nos invités).

JUSTON, M. (2011a). Le syndrome d'aliénation parentale. Éléments de réflexion d'un juge aux affaires familiales. *Gazette du Palais* 131(226–230): 7–10.

JUSTON, M. (2011b). Le juge aux affaires familiales face au syndrome d'aliénation parentale: comment le repérer et le gérer. *Journal du droit des Jeunes, la revue d'action juridique & sociale* 307 (sept. 2011): 19–27.

KAMMERGERICHT BERLIN (13 UF 199/04, Urteil vom 01.07.2005); *Zeitschrift für das Gesamte Familienrecht (FamRZ)* 52(20) 2005: 1768–1770.

KAST, V. (1994). Sich einlassen und loslassen; neue Lebensmöglichkeiten bei Trauer und Trennung (6. Auflage), Freiburg, Herder.

KATONA, E. (2007). Parental Alienation Syndrome – Der Verlust des eigenen Kindes durch Trennung und Scheidung. Eine Studie über den Verlauf des Kontaktabbruchs zum eigenen Kind und der daraus resultierenden Auswirkungen. Unveröffentlichte Diplomarbeit am Psychologischen Institut der Universität Freiburg i. Br., http://www.freidok.uni-freiburg.de/volltexte/6203.

KELLY, J. B. (2010). Commentary on "Family Bridges: Using insights from social science to reconnect parents and alienated children." *Family Court Review* 48(1): 81–90.

KELLY, J. B., & JOHNSTON, J. R. (2001). The Alienated Child, A Reformulation of Parental Alienation Syndrome, *Family Court Revue* 39: 249–266.

KELLY, J. B. & LAMB, M. (2000). Using Child Development Research to make appropriate Custody and Access Decisions for Young Children; *Family and Conciliation Courts Review* 38(3): 297–311.

KERNBERG, O. F., DULZ, B. & SACHSSE, U. (Hg.). (2000). Handbuch der Borderlinestörungen. Schattauer, Stuttgart.

KERSCHER, H. (2008), Irrfahrt durch die Justiz, *Süddeutsche Zeitung* 18./19. Okt. 2008, Nr. 243: 6.

KESHET, H. & ROSENTHAL, K. (1978). Fathering after Marital Separation. *Social Work* 23: 11–18.

Klenner, W. (1995). Rituale der Umgangsvereitelung bei getrenntlebenden oder geschiedenen Eltern. *FamRZ* 42(24): 1529–1535.

Klenner, W. (2002). Szenarien der Entfremdung im elterlichen Trennungsprozess, Entwurf eines Handlungskonzepts von Prävention und Intervention. *ZfJ* 89(2): 48–57.

Klosinski, G. & Karle, M. (1996) Empfehlungen zum Ausschluß des Umgangsrechts – Gründe und Begründungen aus 30 Gutachten. *Praxis der Kinderpsychologie und Kinderpsychiatrie* 45: 331–338.

Klosinski, G. & Karle, M. (1999) Sachverständigen-Empfehlungen zur Einschränkung oder zum Ausschluß des Umgangsrechts. *Praxis der Kinderpsychologie und Kinderpsychiatrie* 48: 163–177.

Klosinski, G. & Karle, M. (2000) Ausschluss des Umgangs – und was dann? *Zentralblatt für Jugendrecht* 87(9): 343–347.

Klosinski, G. (2004) Scheidung – wie helfen wir den Kindern? Walter, Düsseldorf, Zürich.

Klotmann, U. & Klinkhammer, M. (2005) Betreuter Umgang als Maßnahme des Kinderschutzbundes bei der Indikation familiärer Gewalt, In: Deegener, G. & Körner, W. (Hg.). Kindesmisshandlung und Vernachlässigung – Ein Handbuch, 680–708. Hogrefe, Göttingen.

Knappert, C. (2003). Frühe Interventionsstrategien als Möglichkeiten der Jugendamtsmitarbeiter in der Arbeit mit PAS-Fällen. In: Boch-Galhau, W. von, Kodjoe, U., Andritzky, W. & Koeppel, P. (Hg.): Das Parental Alienation Syndrom – Eine interdisziplinäre Herausforderung für scheidungsbegleitende Berufe/The Parental Alienation Syndrome (PAS), 333–341. VWB – Verlag Wissenschaft und Bildung, Berlin.

Kodjoe, U. & Wiestler, S. (1994). Die psychosoziale Situation nichtsorgeberechtigter Väter. Unveröffentlichte Diplomarbeit, Universität Freiburg.

Kodjoe, U. & Koeppel, P. (1998a). The Parental Alienation Syndrome (PAS). *Der Amtsvormund* 71(1): 9–26, 135–140.

Kodjoe, U. & Koeppel, P. (1998 b). Früherkennung von PAS – Möglichkeiten psychologischer und rechtlicher Interventionen. *Kindschaftsrechtliche Praxis* 1(5): 138–144.

Kodjoe, U. (2000). Auswirkungen des Vater-Kind-Kontaktverlustes: der immaterielle Schaden aus psychologischer Sicht – Anmerkungen zur Elsholz-Entscheidung des Europäischen Gerichtshofs für Menschenrechte. *Der Amtsvormund* 73(8): 641–643.

Kodjoe, U. (2001). Die feindselige Ablehnungshaltung eines Elternteils durch sein Kind. In: Bäuerle, S. & Moll-Strobel, H. (Hg.). Eltern sägen ihr Kind entzwei, Trennungserfahrungen und Entfremdung von einem Elternteil, 26–36. Auer, Donauwörth.

Koeppel, P. (2000). Zur Bedeutung der „Elsholz-Entscheidung" für die Fortentwicklung des deutschen Kindschaftsrechts: Anmerkungen zum Minderheitsvotum aus Sicht des Verfahrensbevollmächtigten. *Der Amtsvormund* 73(8): 639–642.

Koeppel, P. (2001). PAS und das deutsche Kindschaftsrecht (juristischer Aspekt). In: Bäuerle, S. & Moll-Strobel, H. (2001). Eltern sägen ihr Kind entzwei, Trennungserfahrungen und Entfremdung von einem Elternteil, 65–78. Auer, Donauwörth.

Kolk, van der, B. A., McFarlane, A. C. & Weisaeth, L. (Ed.). (1996). Traumatic Stress—The effects of overwhelming experience on mind, body and society. Guilford Press, New York.

Kolk, van der, B. A., McFarlane, A. C. & Weisaeth, L. (Hg.). (2000). Traumatic Stress, Grundlagen und Behandlungsansätze – Theorie, Praxis und Forschung zu posttraumatischem Stress sowie Traumatherapie. Junfermann, Paderborn.

Kopetski, L. (1998a). Identifying Cases of Parent Alienation Syndrome, Part I. *The Colorado Lawyer* 27(2): 65–68.

Kopetski, L. (1998b). Identifying Cases of Parent Alienation Syndrome – Part II; *The Colorado Lawyer* 27(3): 61–64.

Kopetski, L. (2006). Commentary: Parental Alienation Syndrome. In: Gardner, R. A., Sauber, S. R. & Lorandos, D. The International Handbook of Parental Alienation Syndrome—Conceptual, Clinical and Legal Considerations, 378–390, C. C. Thomas Publ., Springfield, Il.

Kopetski, L., Rand, D. & Rand, R. (2005). The spectrum of Parental Alienation Syndrome, (Part III): The Kopetski Follow-Up Study, *American Journal of Forensic Psychology* 23(1): 15–43.

Kopetski, L., Rand, D. & Rand, R. (2006). Incidence, Gender, and False Allegations of Child Abuse: Data on 84 Parental Alienation Syndrome Cases. In: Gardner, R. A., Sauber, S. R. & Lorandos, D. The International Handbook of Parental Alienation Syndrome—Conceptual, Clinical and Legal Considerations, 65–70, C. C. Thomas Publ., Springfield, Il.

Kostka, K. (2005). Einfache Lösungen für komplexe Situationen? „PAS" und gemeinsames elterliches Sorgerecht – ein Bericht aus Deutschland. *Die Praxis des Familienrechts (FamPra)* 4/2005: 802ff.

Lamb, M. (1986). The Fathers Role. John Wiley & Sons, New York.

Lamontagne, P. (1999). Syndrôme d'Aliénation Parentale: Contexte et Pièges de l'Intervention. In: Gijseghem, H. van Us et Abus de la mise en mots en matière d'abus sexuel, 177–200. Méridien, Montréal.

Lampel, A., (1986). Post-divorce therapy with high conflict families. The independent Practitioner, *Bulletin of the Division of Psychologists in Independent Practice, Div. 42 of the American Psychological Association* 6(3): 22–26.

Lasbats, M. (2004) Etude du syndrome d´aliénation parentale à partir d´une expertise civile. *Actualité Juridique Famille* 11: 397–399.

Lasbats, M. (2008) Interview de Mireille Lasbats au sujet «L'enfant enjeu de la séparation parentale: à qui appartient-il et comment le protéger?» recueillis pour l'association «Acalpa» par Olga Odinetz, mai 2008, www.acalpa.org (Nos invités).

Lehmkuhl, U. & Lehmkuhl, G. (1999). Wie ernst nehmen wir den Kindeswillen? *Kindschaftsrechtliche Praxis* 2(5): 159–161.

Leitner, W. & Schoeler, R. (1998). Maßnahmen und Empfehlungen für das Umgangsverfahren im Blickfeld einer Differentialdiagnose bei Parental Alienation Syndrome (PAS) unterschiedlicher Ausprägung in Anlehnung an Gardner, 1992/1997. *Der Amtsvormund* 71(11/12): 850–866.

Leitner, W. (2004) Elterliches Entfremdungssyndrom (Parental Alienation Syndrome) – ein zu wenig bekanntes Misshandlungssyndrom. *Kinder- und Jugendmedizin* 4: 8–11.

Leitner, W. (2004). Bindungsentwicklung und Bindungsstoerung unter besonderer Beruecksichtigung des „Parental-Alienation-Syndroms" (PAS). In: Klaus Udo Ettrich (Hg.) Bindungsentwicklung und Bindungsstoerung, 51–58. Stuttgart: Thieme.

Levy, D. L., (2006). The need for public awareness and policy makers to respond to PAS: A neglected form of child abuse, In: Gardner, R. A., Sauber, S. R. & Lorandos, D.: The International Handbook of Parental Alienation Syndrome—Conceptual, Clinical and Legal Considerations, 153–162, C. C. Thomas Publ., Springfield, Il.

Loftus, E. & Ketcham, K. (1994). The myth of repressed memory: False allegations of sexuel abuse. St. Martin´s Press, New York.

Loftus, E. & Ketcham, K. (1995). Die Therapierte Erinnerung vom Mythos der Verdrängung bei Anklagen wegen sexuellen Missbrauchs. Klein, Hamburg.

Loftus, E. (2003). Make-believe Memories. *American Psychologist* 58: 867–873.

Lorandos, D. (2002) Stellungnahme zum Artikel von C. S. Bruch "Parental Alienation Syndrome and Parental Alienation: Getting it Wrong in Child Custody Cases", in: *Family Law Quarterly* 35(3): 527–552, 2001, in deutscher und englischer Sprache verfügbar unter: www.rgardner.com und www.pas-konferenz.de „Aktuelle Kontroversen um PAS/Contributions to the current PAS controversy"

Lorandos, D. (2006a). Parental Alienation Syndrome: Detractors and the Junk Science Vacuum. In: Gardner, R. A., Sauber, S. R. & Lorandos, D. (Eds.), The International Handbook of Parental Alienation Syndrome— Conceptual, Clinical and Legal Considerations, 397–418, C. C. Thomas, Springfield, Ill.

Lorandos, D. (2006b). Parental Alienation Syndrome in American Law. In: Gardner, R. A., Sauber, S. R. & Lorandos, D. (Eds.), The International Handbook of Parental Alienation Syndrome—Conceptual, Clinical and Legal Considerations, 333–351, C. C. Thomas, Springfield, Il.

Lowenstein, L. F. (1998). Parent Alienation Syndrome: A Two Step Approach toward a Solution. *Contemporary Family Therapy: An International Journal* 20(4): 505–520.

Lowenstein, L. F. (2006 a). Overturning the programming of a child, *Journal of Parental Alienation* 1(5): 1, 3, 8–12.

Lowenstein, L. F. (2006b). Signs of Parental Alienation Syndrome and how to counteract its effects, *Journal of Parental Alienation* 2(2): 26–29.

Lowenstein, L. F. (2006c). The Psychological Effects and Treatment of the Parental Alienation Syndrome. In: Gardner, R. A., Sauber, S. R. & Lorandos, D. (Eds.), The International Handbook of Parental Alienation Syndrome—Conceptual, Clinical and Legal Considerations, 292–301, C. C. Thomas, Springfield, Ill.

Lowenstein, L. F. (2007). Parental Alienation. How to understand and address parental alienation resulting from acrimonious divorce or separation, Russelt House Publ, Dorset, UK.

Luengo Ballester, Domènec & Arantxa Coca Vila (2007). Hijos manipulados tras la separación – Cómo detectar y tratar la alienación parental. Barcelona: Viena Ediciones.

Luengo Ballester, Domènec & Arantxa Coca Vila (2009). El sindrome de alienación parental – 80 preguntas y respuestas Barcelona: Viena Ediciones.

Madert, K.K. & Boch-Galhau, W. von (1999). Parental Alienation Syndrome und Borderline-Persönlichkeitsstörung – Eine Hypothese. Unveröffentlichtes Manuskript eines Vortrages beim „Interdisziplinären Arbeitskreis Beratung bei Trennung/Scheidung", Würzburg, 9. November 1999 (Manuskript bei den Verfassern).

Major, J.A. (2006). Helping clients deal with parental alienation syndrome, In: Gardner, R.A., Sauber, S.R. & Lorandos, D.: The International Handbook of Parental Alienation Syndrome—Conceptual, Clinical and Legal Considerations, 276–285, C.C. Thomas Publ., Springfield, Il.

Manonelles, Graciela N. (2005). Responsabilidad penal del padre obstaculizador, La. Ley 24270. Sindrome de alienación parental (SAP). Buenos Aires: Ad-Hoc.

Marquardt, E. (2005). Between Two Worlds. The Inner Lives of Children of Divorce. Based on a pioneering new national study. Crown Publishers, New York.

Marquette, C. (1997). A propos du syndrome d'aliénation parentale. *Psychiatrie, recherche et intervention en santé de l'enfant (P. R. I. S. M. E.)* 7: 158–168.

Mattejat, F., Wüthrich, C. & Remschmidt, H. (2000): Kinder psychisch kranker Eltern. Forschungsperspektiven am Beispiel von Kindern depressiver Eltern. Nervenarzt 71: 164–172.

Mentzos, S. (1998). Neurotische Konfliktverarbeitung. Fischer, Frankfurt.

Mettig, K. (2010). Das Parental Alienation Syndrom (PAS), VDM Verlag Dr. Müller, Saarbrücken.

Ministerium für Arbeit und Soziales/Justizministerium Baden-Württemberg, Pressestelle (22.09.2005) Medieninformation: Landesregierung fördert Aufbau regionaler Arbeitskreise nach Cochemer Modell; www.sozialministerium-bw.de.

Moll-Strobel, H. (2001a). Trennungserfahrungen und Entfremdung von einem Elternteil (PAS) – (k)ein Thema für die Schule? In: Bäuerle, S. & Moll-Strobel, H. (Hg.). Eltern sägen ihr Kind entzwei, Trennungserfahrungen und Entfremdung von einem Elternteil, 116–123. Auer, Donauwörth.

MOLL-STROBEL, H. (2001b). Die Bedeutung von Geschwisterbeziehungen. In: BÄUERLE, S. & MOLL-STROBEL, H. (Hg.). Eltern sägen ihr Kind entzwei, Trennungserfahrungen und Entfremdung von einem Elternteil, 113–115. Auer, Donauwörth.

MOLLON, P. (2002). Freud and False Memory Syndrome. Eastborn, Sussex, Gardners Books.

MOSKOPP, S. (2006). The Parental Alienation Syndrome (PAS) – Das elterliche Entfremdungssyndrom – Möglichkeiten der Intervention und kritische Reflexion. Unveröffentlichte Diplomarbeit an der Fachhochschule Koblenz, Fachbereich Sozialwesen, Koblenz.

MULLEN, P.E., MARTIN, J.L., ANDERSON, J.C., ROMANS, S.E. & HERBISON, G.P. (1996), The Long-term Impact of the Physical, Emotional and Sexual abuse of Children: A Community Study, *Child Abuse & Neglect* 20(1): 7–21.

NAPP-PETERS, A. (1987). Sozialisation durch den Vater – Rollenwandel oder Diversifikation familialer Lebensformen? *Neue Praxis* 17(5): 413–422.

NAPP-PETERS, A. (1995). Familien nach der Scheidung. Kunstmann, München.

NAPP-PETERS, A. (2005). Mehrelternfamilien als „Normal"-Familien – Ausgrenzung und Eltern-Kind-Entfremdung nach Scheidung. *Praxis der Kinderpsychologie und Kinderpsychiatrie* 54(10): 792–801.

NIKLEWSKI, G. & RIECK-NIKLEWSKI, R. (2006). Leben mit einer Borderline-Störung – Ein Ratgeber für Betroffene, ihre Partner und Familien, Trias, Stuttgart.

OBERLANDESGERICHT FRANKFURT/M. (6WF168/00, Urteil vom 26.10.2000); *Zeitschrift für das gesamte Familienrecht (FamRZ)* 48(10) 2001: 638.

OBERLANDESGERICHT ZWEIBRÜCKEN (6UF4/05, Urteil vom 09.05.2005); *Zeitschrift für das gesamte Familienrecht (FamRZ)* 53(2) 2006: 144–145.

OBERGERICHT DES KANTONS LUZERN, II. KAMMER, 220126, Urteil vom 06.03.02, s. http://www.gerichte.lu.ch/index/organisation/o_obergericht.htm.

ODYNIEC, H., (2005) De l´enfant-otage á l´enfant-soldat: chroniques de guerres familiales. *Divorce et Séparation* 3: 127–137.

OFSHE, R. & WATTERS, E. (1995). Making Monsters: False Memories, Psychotherapy and Sexual Hysteria. Andre Deutsch, London.

OLIVIER, C. (1994a). Les fils d´Oreste, Flammarion, Paris.

OLIVIER, C. (1994 b). Die Söhne des Orest, Econ, Düsseldorf.

Ollmann, R., (2005) Zur Haftung von Jugendamt und Sachverständigem bei falschem Missbrauchsverdacht, *Familie und Recht (FuR)* 4: 150–154.

Odinetz, O. (2009). L'aliénation parentale, une source de souffrance pour l'enfant. *Métiers de la petite enfance* 15(150): 8-10 (May 2009).

Palandt, Beck'sche Kurzkommentare zum Bürgerlichen Gesetzbuch (BGB), C. H. Beck-Verlag, München, 1999, § 1626, Rd.-Nr. 29, S. 1732; auch ebd. 2006, 65. Aufl., Bd. 7, § 1684, Rd.-Nr. 7, S. 1970 und 2007, 66. Aufl., Bd. 7, § 1684, Rd.-Nr. 7, S. 1975 sowie 2008, 67. Aufl., Bd. 7, § 1684, Rd.-Nr. 9, S. 1952.

Pannier, J. (2007a). Syndrome d'aliénation parentale – Expertise psychologique – Autorité parentale conjointe – Droit de visite et d'hébergement – Pére – Droit de visite et d'hébergement progressif – Modalités d'exercice (Note sous Trib. Gr. Inst. Toulon, 4 juin 2007, RG n° 04/00694); *Gazette du Palais* 127(322–324): 11–15.

Pannier, J. (2007b). T. G. I de Toulon – 4 juin 2007 – No 04/00694: Autorité parentale – Droit de visite et d'hébergement – Aliénation parentale; *La Revue d'Action Juridique et Sociale* 270: 58–62.

Paris, J. (2000). Kindheitstrauma und Boderline-Persönlichkeitsstörung. In: Kernberg, O. F., Dulz, B. & Sachsse, U. (Hg.). Handbuch der Borderlinestörungen, 159–166. Schattauer, Stuttgart.

Pedrosa, D. S. & J. M. Bouza (2008). (SAP) Síndrome de Alienación Parental. Proceso de obstrucción del vínculo entre los hijos y uno de sus progenitores, Buenos Aires: García Alonso.

Peschel-Gutzeit, L. M. (2003) Das missverstandene PAS – Wie Sorgerechtsentzug und Geschwisterkoppelung das Wohl der Kinder gefährden. *Familie, Partnerschaft und Recht (FPR)* 9(6): 271–276.

Petri, H. (1999 und 2006 [3. neu bearb. Aufl.]). Das Drama der Vaterentbehrung. Herder, Freiburg.

Plassmann, R. (2002). Der Arzt als Detektiv: Das Münchenhausen-by-proxy-Syndrom. Vortrag auf der Frühjahrs-Regionaltagung des Psychotherapeutischen Zentrums Bad Mergentheim am 10. April 2002 (Manuskript beim Verfasser).

Pope, H. G., Oliva, P. S. & Hudson, J. I. (1999). The Scientific Status of Research on Repressed Memories. In: Faigmann, D. L., Kaye, D. H., Saks, M. J. & Sanders, J. (Eds.). Modern Scientific Evidence: The Law and Science of Expert Testimony. Vol I, 115–155. West Publishing.

Ramirez, M. (2004). Psicología y derecho de familia. Trastorno mental y alternativa de custodia. El síndrome de alienación parental. *Psicopatología Clínica Legal y Forense* 4(1–3): 147–154.

Rand, D.C. (1993). Munchhausen syndrome by proxy: a complex type of emotional abuse responsible for some false allegations of child abuse in divorce. *Issues in Child Abuse Accusations* 5(3): 135–155.

Rand, D.C. (1997a). The Spectrum of Parental Alienation Syndrome (Part I). *Am. J. Forensic Psychol.* 15: 23–51.

Rand, D.C. (1997b). The Spectrum of Parental Alienation Syndrome (Part II). *Am. J. Forensic Psychol.* 15: 39–92.

Rand, D.C. (2011). Parental Alienation Critics and the Politics of Science, *Am. J. of Family Therapy* 39: 48–71.

Rathmes, J-M., (2005). L'heur de l'enfant – Leurre du juge. *Divorce et Séparation* 3: 57–75.

Rault, F. (2005). Séparation et allégations d'abus sexuels. *Divorce et Separation* 3: 43–55.

Reddemann, L. (Hg.) (2006) Psychotraumata, Primärärztliche Versorgung des seelisch erschütterten Patienten. Deutscher Ärzteverlag, Köln.

Reich, G. (1994). Familiendynamik und therapeutische Strategien bei Scheidungskonflikten, *Psychotherapeut* 39: 251–258.

Remschmidt, H. & Mattejat, F. (1998). Familiendiagnostisches Lesebuch, Thieme, Stuttgart.

Rexilius, G. (1999). Kindeswohl und PAS. *Kindschaftsrechtliche Praxis* 2(5): 149–159.

Rudolph, J. (2003). Konfliktlösung durch Vernetzung, in: Weber, M., Eggemann-Dann, H.-W. & Schilling, H. (Hg.) Beratung bei Konflikten, Wirksame Interventionen in Familie und Jugendhilfe, Juventa, Weinheim u. München.

Rudolph, J. (2007). Du bist mein Kind – Die „Cochemer Praxis" – Wege zu einem menschlichen Familienrecht, Schwarzkopf & Schwarzkopf, Berlin.

Rückert, S. (2003) Der Verdacht. *Die Zeit* 26 vom 18.06.2003: 11–14.

Rückert, S. (2007) Unrecht im Namen des Volkes – Ein Justizirrtum und seine Folgen, Hoffmann und Campe, Hamburg.

Sachsse, U. (Hg.) (2004) Traumazentrierte Psychotherapie, Theorie, Klinik und Praxis, Schattauer, Stuttgart.

Salgo, L., Zenz, G., Fegert, J., Bauer, A., Weber, C. & Zitelmann, M. (2002) Verfahrenspflegschaft für Kinder und Jugendliche – Ein Handbuch für die Praxis, Köln, Bundesanzeiger Verlag.

Salgo, L. (2006) Das Wohl des Kindes unter den Aspekten gesetzlicher Einflüsse; In: Brisch, K.H. & Hellbrügge, Th. (Hg.) Kinder ohne Bindung – Deprivation, Adoption und Psychotherapie, 259–276. Klett-Cotta, Stuttgart.

Salgo, L. (2008) „Das grenzt an Gehirnwäsche". Interview, *Spiegel* 15: 15.

Salzgeber, J. & Stadler, M. (1998). Beziehung kontra Erziehung. Kritische Anmerkungen zur aktuellen Rezeption von PAS. *Kindschaftsrechtliche Praxis* 1(6): 167–171.

Salzgeber, J., Stadler, M., Schmidt, S.M. & Partale, C. (1999). Umgangsprobleme – Ursachen des Kontaktabbruchs durch das Kind jenseits des Parental Alienation Syndrome. *Kindschaftsrechtliche Praxis* 2(4): 107–111.

Salzgeber, J. (2003). Zum aktuellen Stand der PAS-Diskussion. *Forum Familien- und Erbrecht* 7(6): 232–235.

Sauber, S.R. (2006). PAS as a family tragedy: Roles of family members, professionals, and the justice system, In: Gardner, R.A., Sauber, S.R. & Lorandos, D.: The International Handbook of Parental Alienation Syndrome—Conceptual, Clinical and Legal Considerations, 12–32, C.C. Thomas Publ., Springfield, Il.

Schmidt, A. (1998). Mehr Vater für das Kind – auch nach Trennung oder Scheidung, Wege aus der vaterlosen Gesellschaft. Beltz, Weinheim.

Schneewind, K.-A. (1985). Der Familienlebenszyklus: Herausforderung für die Psychologische Forschung. Universität München, Bericht 10/85.

Schröder, U. (2000). Umgangsrecht und falsch verstandenes Wohlverhaltensgebot – Auswirkungen auf Trennungskinder und Entstehen des so genannten PA-Syndroms. *Zeitschrift für das gesamte Familienrecht* 47(10): 592–596.

Seidler, G.H., Laszig, P., Micka, R. & Nolting, B.V. (Hg.). (2003). Aktuelle Entwicklungen in der Psychotraumatologie. Theorie, Krankheitsbilder, Therapie. Psychosozial-Verlag, Gießen.

Seligman, M.E. (1992). Erlernte Hilflosigkeit. Beltz, Weinheim.

Simoni, H. (2005). Beziehung und Entfremdung. *Die Praxis des Familienrechts (FamPra)* 4: 772ff.

SOBAL, B. (2006). Parental Alienation Syndrome and International Child Abduction: A Multigenerational Syndrome. In: GARDNER, R.A., SAUBER, S.R. & LORANDOS, D. (Eds.), The International Handbook of Parental Alienation Syndrome—Conceptual, Clinical and Legal Considerations, 433–438, C.C. Thomas, Springfield, Il.

SPANGENBERG, B. & SPANGENBERG, E. (2002). Induzierte Umgangsverweigerung (PAS) und richterliche Kreativität. *Familie, Partnerschaft und Recht* 8(6): 256–257.

SPITZ, R. (1996) Vom Säugling zum Kleinkind, Naturgeschichte der Mutter-Kind-Beziehung im ersten Lebensjahr (11. Aufl.), Klett-Cotta, Stuttgart.

STADLER, M. & SALZGEBER, J. (1999). Parental Alienation Syndrom (PAS) – alter Wein in neuen Schläuchen? *Familie, Partnerschaft und Recht* 5(4): 231–235.

STAUDINGERS, J. VON (2006). Kommentar zum Bürgerlichen Gesetzbuch mit Einführungsgesetz und Nebengesetzen, Buch 4 Familienrecht §§ 1684–1717 (Elterliche Sorge 3 – Umgangsrecht), Neubearbeitung: COESTER, RAUSCHER, SALGO; Sellier–deGruyter-Verlag, Berlin, Rd.-Nr. 37–39, S. 55–60.

STELLER, M. (1998) Aussagepsychologie vor Gericht, Methodik und Probleme von Glaubwürdigkeitsgutachten mit Hinweisen auf die Wormser Missbrauchsprozesse. *Recht & Psychiatrie* 16(1): 1–18.

STEPHENS, RICHARD (2009). The Long History of PAS. http://glennsacks.com /blog/?=3825, accessed June 11.

STETT, D. (2009). Auswirkung des elterlichen Konfliktniveaus auf betroffene Scheidungskinder: Empirische Untersuchung anhand einer Scheidungskindergruppe Dissertation, Universität Augsburg, Augsburg.

STRAUSS, B., BUCHHEIM, A. & KÄCHELE, H. (2002): Klinische Bindungsforschung, Theorien Methoden, Ergebnisse, Schattauer, Stuttgart.

STREECK-FISCHER, A. (1998). Kinder und Jugendliche mit komplexen Traumatisierungen in analytischer Psychotherapie. In: ENDRES, M. & BIERMANN, G. (Hg.): Traumatisierung in Kindheit und Jugend, Reinhardt, München.

STROHE, J. (2003). Möglichkeiten von Verfahrenspflegern in der Arbeit mit PAS-Fällen, eine Fallgeschichte In: BOCH-GALHAU, W., VON KODJOE, U., ANDRITZKY, W. & KOEPPEL, P. (Hrsg.). Das Parental Alienation Syndrom – Eine interdisziplinäre Herausforderung für scheidungsbegleitende Berufe, 323–332. VWB – Verlag Wissenschaft und Bildung, Berlin.

STUART-MILLS-HOCH, P. & HOCH, R. (2003). Successful Reintegration of Severely Alienated Children and Their Parents/Erfolgreiche Wiedervereinigung von hochgradig entfremdeten Kindern und ihren Eltern. In: BOCH-GALHAU, W., VON KODJOE, U., ANDRITZKY, W. & KOEPPEL, P. (Hg.). Das Parental Alienation Syndrom – Eine interdisziplinäre Herausforderung für scheidungsbegleitende Berufe, 353–365. VWB – Verlag Wissenschaft und Bildung, Berlin.

SULLIVAN, J. M. , WARD, P. A., & DEUTSCH, R. M. (2010), Overcoming barriers family camp: A program for high-conflict divorced families where a child is resisting contact with a parent, *Family Court Review* 48(1): 116–135.

SUMMERS, C. C. & SUMMERS, D. M. (2006). Parentectomy in the Crossfire. *American Journal of Family Therapy* 34(3): 243–261.

SUREN, A. (2001). Das Parental Alienation Syndrom (PAS) – Belastungsreaktionen und Bewältigungsstrategien betroffener Mütter. Diplomarbeit an der Fakultät für Psychologie und Sportwissenschaften, Abteilung für Psychologie der Universität, Bielefeld.

TEEGEN, F. (2000). Psychotherapie der Posttraumatischen Belastungsstörung, *Psychotherapeut* 45(6): 341–349.

TEJEDOR, A. (2006a). Reflexiones sobre el Síndrome de Alienación Parental. In: BÖHM & ROMERO (Eds), Nuevos Caminos y Conceptos en la Psicología Jurídica. Fabian, Berlin.

TEJEDOR, A. (2006b). El Síndrome de Alienación Parental una forma de maltrato. Madrid: EOS.

TEJEDOR, A. (2007a). Intervención ante el Síndrome de Alienación Parental. *Anuario de psicología jurídica* (17): 79–89.

TEJEDOR, A. (2007b). El Síndrome de Alienación Parental una forma de maltrato, Madrid: EOS.

THOENNES, N. & TJADEN, P. G. (1990) The extent, nature, and validity of sexual abuse allegations in custody visitation disputes. *Child Abuse & Neglect* 12: 151–163.

TRÉMINTIN, J. (2005). Quand l´enfant se retrouve piégé, L´aliénation parentale. *Lien Social* 739: 4–14.

TRENOYE, P., MALCHAIR, A. & BERTRAND, J. (2008) Le Syndrome d'Aliénation Parentale: Du concept à la pathologie? Clinique et revue critique de la littérature. *ACTA Psychiatrica Belgica* 108(4): 25–36.

TRIBUNAL DE GRANDE INSTANCE DE TOULON (JAF) (RG n° 04/00694, jugement du 4 juin 2007). *Gazette du Palais* 127(322–324) 2007: 11–15.
Siehe dazu auch in franz. Sprache Kommentar in *La Revue d'Action Juridique et Sociale* 270, 2007: 58–62.

TSCHUDI-WINKLER, G. (2006). Eltern-Kind-Entfremdung bei geschiedenen Eltern: Parental Alienation Syndrome (PAS) – Syndrom-Entstehung und Auswirkungen auf das Kind sowie Interventionsmöglichkeiten. Unveröffentlichte Diplomarbeit an der Fachhochschule Zürich, Hochschule für Soziale Arbeit, Zürich.

UEXKÜLL, TH. V. (2002). Psychosomatische Medizin (5. Aufl.). Urban & Schwarzenberg, München, Wien, Baltimore.

UNDEUTSCH, U. (1993). Die aussagepsychologische Realitätsprüfung bei Behauptung sexuellen Missbrauchs; in: S. KRAHECK-BRÄGELMANN (Hg.). Die Anhörung von Kindern als Opfer sexuellen Missbrauchs, 69–162. Hanseatischer Fachverlag für Wirtschaft, Rostock.

VESTAL, A. (1999). Mediation and Parental Alienation Syndrome: Considerations for an Intervention Model. *Family & Conciliation Courts Review* 37(4): 487–503.

VOLBERT, R. (2004). Beurteilung von Aussagen über Traumata – Erinnerungen und ihre psychologische Bewertung, Huber, Bern.

WAKEFIELD, H. & UNDERWAGER, R. (1988) Accusations of Child sexual Abuse. Thomas, Springfield.

WALLERSTEIN, J.S. & J.B. KELLY (1976). The effects of parental divorce: Experiences of the child in later latency. *Am.J. Orthopsychiatry* 46: 256–269.

WALLERSTEIN, J. & KELLY, J. (1980). Surviving the Breakup: How Children and Parents Cope With Divorce. Basic Book, New York.

WALLERSTEIN, J., LEWIS, J.M., & BLAKESLEE, S. (2000). The Unexpected Legacy of Divorce—The 25 Year Landmark Study. Hyperion, New York.

WALLERSTEIN, J., LEWIS, J.M. & BLAKESLEE, S. (2002). Scheidungsfolgen – Die Kinder tragen die Last – Eine Langzeitstudie über 25 Jahre. Votum, Münster.

WARD, P. & J.C. HARVEY (1993). Family wars: The alienation of children. *New Hampshire Bar Journal* 34(1): 30–40.

WARSHAK, R.A. (2001). Divorce Poison, Protecting the Parent-Child Bond from a Vindictive Ex. ReganBooks, HarperCollins, New York.

WARSHAK, R.A. (2003a). Current Controversies Regarding the Parental Alienation Syndrome. In: BOCH-GALHAU, W. VON, KODJOE, U., ANDRITZKY, W. & KOEPPEL, P. (Hg.).: Das Parental Alienation Syndrom – Eine interdisziplinäre Herausforderung für scheidungsbegleitende Berufe/ The Parental Alienation Syndrome (PAS), 207–233. VWB – Verlag Wissenschaft und Bildung, Berlin.

WARSHAK, R.A. (2003b). Bringing Sense to Parental Alienation: A Look at the Disputes and the Evidence. *Family Law Quarterly* 37(2): 273–301.

WARSHAK, R.A. (2005). Eltern-Kind-Entfremdung und Sozialwissenschaften – Sachlichkeit statt Polemik, *Zentralblatt für Jugendrecht (ZfJ)* 92(5): 186–200.

WARSHAK, R.A. (2006). Social Science and Parental Alienation: Examining the Disputes and the Evidence; In: GARDNER, R.A., SAUBER, S.R. & LORANDOS, D. (eds.), International Handbook of Parental Alienation Syndrome, 352–371. C.C. Thomas Publisher, Springfield, IL.

WARSHAK, R.A. (2010a). Family Bridges: Using insights from social science to reconnect parents and alienated children. *Family Court Review* 48(1): 48–80.

WARSHAK, R.A. (2010b). Alienating audiences from innovation: The perils of polemics, ideology, and innuendo. *Family Court Review* 48(1): 153–163.

WARSHAK, R.A. (2010c). Divorce Poison: How to Protect Your Family from Badmouthing and Brainwashing. New York: HarperPaperbacks.

WARSHAK, R.A., & M.R. OTIS (2010). Helping alienated children with Family Bridges: Practice, research, and the pursuit of "humbition." *Family Court Review* 48(1): 91–97.

WEIDENBACH, J. (2000). Dein Papa ist ganz böse. *Psychologie Heute* 2: 40–45.

WERNER, E.E. & SMITH, R.S. (1992). Overcoming the Odds. High Risk Children from Birth to Adulthood, Ithaca, NY, Cornell University Press.

WIEGAND-GREFE, S., HALVERSCHEID, S. & PLASS, A. (2011) Kinder und ihre psychisch kranken Eltern – Familienorientierte Prävention – Der CHIMPs-Beratungsansatz, Hogrefe Verlag, Göttingen.

WINNICOTT, D.W. (1990). Reifungsprozesse und fördernde Umwelt. Fischer, Frankfurt.

WOLFERSPERGER, D. (2009). Der entsorgte Vater, wie manchen Männern der Umgang mit ihren Kindern verwehrt wird. GEO-Wissen, DVD-Video, SWR-Arte.

Weitere Titel zum Thema PAS

GARDNER, RICHARD A.
Das elterliche Entfremdungssyndrom (Parental Alienation Syndrome — PAS).
Anregungen für gerichtliche Sorge- und Umgangsregelungen.
Eine empirische Untersuchung
WILFRID VON BOCH-GALHAU (Hg.)
2010 • 3. Aufl. • 96 S. • ISBN 978-3-86135-177-1

Die Frage, ob Kinder, die unter dem Syndrom der Eltern-Entfremdung (Parental Alienation Syndrome – PAS) leiden, auf Anordnung des Gerichtes beim entfremdeten Elternteil wohnen bzw. diesen besuchen sollten, ist ein wesentlicher Streitpunkt unter Juristen und Fachleuten für psychische Gesundheit.
Die vorliegende Verlaufsstudie des amerikanischen Kinderpsychiaters Prof. Dr. R.A. Gardner beschreibt 99 PAS-Fälle bei denen der Autor unmittelbar involviert war. In diesem Zusammenhang kam er zu dem Schluss, dass das Gericht den Umgang mit dem entfremdeten Elternteil oder den Hauptwohnsitz des Kindes anordnen sollte. Die Ergebnisse in den Fällen, in denen diese Anordnungen durchgeführt wurden (22), werden mit den Fällen verglichen, in denen dieser Empfehlung nicht entsprochen wurde (77). Die Ergebnisse der Studie kö:nnen die interdisziplinäre wissenschaftliche Fachdiskussion und Forschung zum Problembereich PAS im Rahmen von Trennung/ Scheidung und die familiengerichtliche Praxis bei Sorgerechts- und Umgangsentscheidungen anregen und ergänzen.

Das Parental Alienation Syndrom (PAS). Eine interdisziplinäre Herausforderung für scheidungsbegleitende Berufe – Internationale Konferenz, Frankfurt (Main), 18.–19. Oktober 2002/The Parental Alienation Syndrome (PAS). An Interdisciplinary Challenge for Professionals Involved in Divorce— International Conference, Frankfurt (Main), 18.–19. October 2002
W. VON BOCH-GALHAU; U. KODJOE; W. ANDRITZKY & P. KOEPPEL (Hg.)
2003 • 392 S. • ISBN 978-3-86135-202-0

Mit steigenden Scheidungszahlen nehmen auch diejenigen Fälle zu, bei denen ein Elternteil dem anderen das gemeinsame Kind zu entfremden und den Kontakt zu vereiteln versucht. Die damit verbundene Zerstörung gewachsener Bindungen führt zur erheblichen Traumatisierung betroffener Kinder und entfremdeter Eltern. Der Zerfall familialer Beziehungen ist eine Wurzel zunehmender gesellschaftlicher Desintegrationserscheinungen (z. B. Jugendgewalt, Sucht-/Leistungsstörungen, psychischer und psychosomatischer Langzeitfolgen). Damit entstehen wachsende Herausforderungen für Familienrichter, Rechtsanwälte, Jugendamtsmitarbeiter, Sachverständige, Kinderärzte, Kinder- und Erwachsenenpsychiater, Therapeuten und Verfahrenspfleger. Unter den verschiedenen Erklärungsansätzen und Lösungsversuchen bei Entfremdungsphänomenen hat das PAS-Konzept des amerikanischen Kinderpsychiaters R.A. Gardner sowohl wachsende internationale Anerkennung als auch Kritik gefunden.

Inhalt/Contents: ▪ U. KODJOE: Vorwort/Preface ▪ *Begrüßungsworte/Words of Welcome:* ▪ W. V. BOCH-GALHAU ▪ S. STARK ▪ M. BANOTTI
Juristische Beiträge/Juridical Contributions: ▪ K. EBERT: Die Rechtssituation bei Kindesentfremdung im europäischen Vergleich, dargestellt vornehmlich an Fallbeispielen der Straßburger Menschenrechts-Judikatur ▪ F. WEISBRODT: Möglichkeiten des Familienrichters, den Umgang des Trennungs-/Scheidungskindes mit beiden Eltern sicherzustellen ▪ H. SCHÜTZ: Familie und Verantwortung – Nachdenkliche Anmerkungen eines deutschen Familienrichters
Psychiatrische, kinderpsychiatrische und psychologische Beiträge/Psychiatric, Child-psychiatric and Psychological Contributions: ▪ R.A. GARDNER: The Parental Alienation Syndrome—Past, Present and Future ▪ R.A. GARDNER: How Denying and Discrediting the Parental Alienation Syndrome Harms Women ▪ R.A. GARDNER: Selbstschädigende Folgen der Verleugnung des Parental Alienation Syndroms für Mütter ▪ A. CAMPS: Psychiatrische und psychosomatische Konsequenzen für PAS-Kinder ▪ W. V. BOCH-GALHAU: Folgen der PAS-Indoktrinierung für betroffene erwachsene Scheidungskinder ▪ U. KODJOE: Die Auswirkungen von Entfremdung und Kontaktabbruch auf betroffene Eltern ▪ W. V. BOCH-GALHAU, URSULA KODJOE: Zwei Fallvorstellungen: Interviews mit einem entfremdeten erwachsenen Scheidungskind und einer entfremdeten Mutter ▪ C.S. FINKELSTEIN: The Heart of an Abducted and Alienated Child ▪ C.S. FINKELSTEIN: Das Herz eines entführten und entfremdeten Kindes ▪ C.S. FINKELSTEIN: Sarah or Cecilie: The Identity Issue ▪ H. FIGDOR: Psychodynamik bei sogenannten „Entfremdungsprozessen" im Erleben von Kindern – Ein kritischer Beitrag zum PAS-Konzept ▪ R.A. WARSHAK: Current Controversies Regarding the Parental Alienation Syndrome ▪ L. HELLBLOM SJÖGREN: Making a Parent Dangerous-PAS in Sweden and Norway ▪ W. ANDRITZKY: Entfremdungsstrategien im Sorgerechts- und Umgangsstreit: Zur Rolle von (kinder) ärztlichen und -psychiatrischen „Attesten" ▪ W. ANDRITZKY: Behavioural Patterns and Personality Structure of Alienating Parents: Psychosocial Diagnostics and Orientation Criteria for Intervention
Beiträge über praktische Interventionen/Contributions about Practical Interventions: ▪ W. Fischer: Möglichkeiten von Verfahrenspflegern in der Arbeit mit PAS-Fällen – Grundsätzliche Aspekte ▪ J. STROHE: Möglichkeiten von Verfahrenspflegern in der Arbeit mit PAS-Fällen – Eine Fallgeschichte ▪ C. KNAPPERT: Frühe Interventionsstrategien als Möglichkeiten der Jugendamtsmitarbeiter in der Arbeit mit PAS-Fällen ▪ M. BLANK: Anmerkungen zur Persönlichkeitsstruktur des betreuenden Elternteils als mögliche zentrale Ursache für die Entstehung eines elterlichen Entfremdungssyndroms ▪ P. STUART-MILLS-HOCH & ROBERT HOCH: Successful Reintegration of Severely Alienated Children and Their Parents ▪ C.S. FINKELSTEIN: PAS Perspectives: An Adult, Parentally Abducted and Alienated as a Child, Reflects on Current PAS Treatment Modules
Interdisziplinäre wissenschaftstheoretische Beiträge/Interdisciplinary Theoretical-Scientific Contributions: ▪ R. CHRISTOPHER BARDEN: Building Multi-Disciplinary Legal-Scientific Teams in PAS and Child Custody Cases ▪ C.T. DUM: Begutachtete Aufsätze in Fachzeitschriften und das Parental Alienation Syndrom